少林医武功夫疗法系列丛书

医武整脊疗法

主编 张大勇 陈英晖（中国香港） 黄远鹏

中国中医药出版社
·北 京·

图书在版编目（CIP）数据

医武整脊疗法 / 张大勇，陈英晖，黄远鹏主编 . 北京：中国中医药出版社，2019.4

（少林医武功夫疗法系列丛书）

ISBN 978-7-5132-4651-4

Ⅰ . ①医…　Ⅱ . ①张…　②陈…　③黄…　Ⅲ . ①脊柱病—按摩疗法（中医）—图解　Ⅳ . ① R244.1-64

中国版本图书馆 CIP 数据核字（2019）第 037587 号

中国中医药出版社出版

北京市朝阳区北三环东路 28 号易亨大厦 16 层

邮政编码　100013

传真　010-64405750

赵县文教彩印厂印刷

各地新华书店经销

开本 880×1230　1/32　印张 4.75　字数 101 千字

2019 年 4 月第 1 版　2019 年 4 月第 1 次印刷

书号　ISBN 978 - 7 - 5132 - 4651 - 4

定价　39.00 元

网址　www.cptcm.com

社 长 热 线　010-64405720

购 书 热 线　010-89535836

维 权 打 假　010-64405753

微信服务号　zgzyycbs

微商城网址　https://kdt.im/LIdUGr

官 方 微 博　http://e.weibo.com/cptcm

天猫旗舰店网址　https://zgzyycbs.tmall.com

如有印装质量问题请与本社出版部联系（010-64405510）

《少林医武功夫疗法系列丛书》编委会

顾　问

贺振泉　延琳法师　谢庆良（中国台湾）　杨　升　钱吉夫
陈子顺　陈新民　关宏宇　魏筱艳（美国）　窦思东

主　编

张大勇　陈英晖（中国香港）　张凌岚（中国香港）

编　委

黄远鹏　陈祖荣　柯玖瑰　张晓东　陈伟强　林建华
郑立云　程效霞　陈艺敏　韦柏安　鈡梓斌　程子珈
陳铄鑫　李守璋　吴思琪　梁元琪　陈勋锐　赵铭岚
刘雁晴　王森源　杨劲松　莫嘉浩　赵铭岚　范文菲
李晓玲

《医武整脊疗法》
编委会

丛书总主编简介

张大勇 男，1949 年出生，福州人，毕业于上海体育学院。20 世纪 70 年代组建福建专业武术队，任首席教练，培养了许多武术运动员，其中很多人获得过世界冠军；在功夫影片《木棉袈裟》和《中华武术》中担任武术设计、武术指导；曾作为中国少林武术代表团教练出访世界各国，荣获中华人民共和国体育运动委员会三级运动奖章，并多次受表彰、记功和嘉奖。

20 世纪 80 年代末，张大勇作为国家体育运动委员会（现国家体育总局）外派武术专家，任菲律宾国家武术队教练和总统保镖卫队武术教练，为华人及各国友人治病，声名鹊起。他曾为菲律宾前总统、副总统，以及体育署长、某市长和世界卫生组织高级官员治病，受到好评。

他习武 60 年，行医 50 年，师从 6 位名师，传承三代人的经验，为世界手法医学与传统疗法大师，主编《少林医武功夫疗法系列丛书》。他在实践中总结了千万例因脊柱不正引起的疾病的治疗经验，形成少林医武功夫疗法。为推广中医特色疗法，造福民众，张大勇 30 多年来在世界各地参加各种活动，如高峰论坛、现场教学、示范表演、经验交流、培训学员等，听取报告、经验、交流、讲课和培训者有几万余人，包括各国名医、专家、教授、学者等医学界权威人士，以及大学生、医生、少林寺药局武僧等。医武汇友，走向世界。

陈英晖　男，毕业于福建中医药大学，医学博士，中医世家，三代行医，香港注册中医生；曾任香港医院管理局针灸操作安全指引专家小组成员，仁爱堂综合中医诊所暨香港中文大学中医临床教研中心针灸科高级医生，香港耀中中医针灸诊所主任。

他自幼得到祖父陈应龙（中国当代针灸名家）和父亲陈耀中的手传心授，学习中医针灸，是陈氏针灸第三代传人。曾跟随福建中医药大学张喜奎教授学习中医（主要学习《伤寒论》），潜心研究中医理论与临床治疗；拜中国浅针术专家黄之光老中医为师，学习无创无痛浅针术；随福建针灸名家吴炳煌教授学习；专程前往台湾，向李国政教授学习“董氏奇穴针灸”，成为董氏针灸第四代传人；曾受张大勇大师指导，学习少林医武功夫疗法。多年来，在香港带教中医针灸（无创无痛浅针术），参与总结其祖父及各位老师的中医针灸和少林医武功夫手法医疗经验，编著整理《陈应龙针灸医案医话》《针灸门径》《无痛针灸——浅针疗法》《伤寒门径》《陈亦人医学薪传》《图解医武功夫整脊手法》，2018年开始参与编撰《少林医武功夫疗法系列丛书》6册。

张凌岚　女，毕业于福建中医药大学，医学硕士，香港注册中医师，香港耀中针灸研究中心主管，香港耀中中医针灸诊所副主任（针灸医生）。

她自幼习武学医，师从中国浅针术专家黄之光学习浅针疗法、香港名医陈耀中学习子午针法、张大勇学习少林医武功夫疗法。

多年来在老师悬壶济世思想的熏陶中，她总结经验，编著《医武功夫系列》丛书4册（《功夫指诊》《功夫整脊》《功夫足按》《功夫推拿》），由福建科学技术出版社出版发行。与老师合作编写《无痛针灸——浅针疗法》《针灸门径》，在香港出版发行。总结功夫整脊技术，主编《图解医武功夫整脊手法》，由人民卫生出版社出版发行。2018年开始参与编撰《少林医武功夫疗法系列丛书》6册。

前言

中国武术有“坐如钟，站如松，行如风”之说，要求人在坐和站的时候要保持脊柱正直。这不仅在武术技击上有攻防意义，而且对人体健康也十分重要。这是对每个练武者道德品质的要求，不允许卑躬屈膝，要像松树一样有坚韧不拔的意志，站着做人，做事雷厉风行。

笔者自幼学武习医，早年跟随鼓山涌泉寺和尚达志禅师学习罗汉拳，练习铁拳、铁砂掌，用山中草药“鸟不踏”煎汤浸洗手骨。每天凌晨跟师练功，正值日月交换、雾水蒸发之时，青山古寺云雾漫天，练静坐禅功，吸阴阳之精气，采自然之精髓。

笔者曾拜地术拳名师“铁脚九师”陈依九学习少林地术，在训练背脊时，老师要求徒弟在地上滚翻，做各种跌、扑、摔等动作，再浸泡在由中草药煎成的汤水中，逐渐将身体练成“铁布衫”。随后跟随福建针灸名医黄廷翼、黄之光父子学习传统中医针灸、浅针术和三圆守丹功，修心养息，聚内气、练外功，蓄天地之精华。再拜针灸名师陈应龙，学习驭功针灸，后发展为无痛飞针。又拜入少林骨伤名师林如高、林子顺父子门下。林氏擅长正骨疗伤，对各种骨伤疾患的诊断、复位、固定及内外用药等均有独到之处，临床经验丰富。后得到原福建中医学院副院长、骨伤名家王和鸣教授的精心指导，淬炼骨伤科疑难疾病治疗经验和现代骨伤医学理论，医术更进一步。

笔者于21世纪70年代调往福建省体育运动委员会，组建福建省武术队，成为首批福建省体工大队武术专业队教练，为国家培养了许多世界级武术运动员（很多人获得过世界冠军），在功夫影片《木棉袈裟》和《中华武术》中担任武术设计、武术指导，曾随中国少林武术代表团（任教练）出访世界各国，荣获中华人民共和国体育运动委员会三级运动奖章，并多次受表彰、记功和嘉奖。2012年被评为世界手法医学传统疗法大师和资深专家。

20世纪80年代末，笔者作为国家体育委员会外派武术专家，任菲律宾国家武术队教练；曾任菲律宾前总统保镖人员武术教练，在马尼拉从事武术和医术研究，开设中国针灸骨伤整脊专科医院。在菲律宾行医30年，为华人和各国友人治病，声名鹊起。曾为菲律宾前总统埃斯特拉达（Joseph Ejercito Estrada）和前副总统色拉瓦·刘礼（Salvadorh Cavrel）及总统家人治病，受到好评。在医疗实践中，笔者从武术功夫中提取精华的动作，将其运用于整骨理筋和按摩手法中，把传统的武术伤科治疗手法融入现代医学之中，形成了独特的治疗术。2017年9月受聘为中国嵩山少林药局医武功夫特训传承班执教，传教少林一指禅气功点穴、“铁布衫”基本功、少林医武拳脚疗法和少林功夫整脊疗法。

笔者现任世界医武功夫研究院院长、少林医武功夫学会会长、菲律宾国际骨伤功夫研究会会长、世界手法联盟菲律宾分盟主席、世界手法医学联合会常务副主席、海峡南少林手法医学协会总顾问、美国欧亚大学整脊医学院名誉院长、福建省骨伤研究所研究员，曾任香港中医整脊学会荣誉顾问等职。

进入21世纪，中华文化日益受到世人的推崇。受功夫电影的影响，外国友人除学习武术外，也十分重视中国独特的武术医学理论和医武结合手法。世界许多国家的武术团体专程来中国学习武术医学理论。由于世界各地中医学院、医院的骨伤科医生，懂武术者寥寥无几，故笔者将自己数十年来医武结合的心得著述成书:《福建地术》1984年由福建人民出版社出版;《医武功夫系列》丛书，包括《功夫整脊》《功夫指诊》《功夫推拿》《功夫足按》，1994年由福建科学技术出版社出版；2012年编撰《图解医武功夫整脊手法》(《世界手法医学与传统疗法系列丛书》)，由人民卫生出版社出版。

笔者习武60年，行医50年，融合自己的武术专长和多年广拜名师学医的经验，又接受中国嵩山少林寺监院、少林药局主管延琳大法师赠送的《少林医宗武功秘籍》真本10册（此套秘传真本是中国少林寺历代高僧禅武医经历1500

年传承的精华）。笔者从中获得禅医武功夫的创作灵感，创立了少林医武功夫疗法，包括功夫整脊、抓筋截脉、摸骨诊病、拳脚疗法、禅功养生、自愈练功、理筋推拿等，目前已准备申请国家级非物质文化遗产。

自2018年始，笔者邀请多位专家共同编撰《少林医武功夫疗法列丛书》，共6册，包括《医武整脊疗法》《功夫足道疗法》《指诊点穴疗法》《浅针针灸疗法》《禅养自愈疗法》《推拿拳脚疗法》，以承前启后，弘扬中华医武结合的优秀传统，造福黎民大众。

为了便于各位专家、医生及武术界同仁们共同探讨、共同研究，特设以下交流、练习方式：

医武功夫网：www.zhangdayoung.com

电子邮箱：ywgfzdy@163.com

中国香港手机：00852-60935151

中国内地手机：18150802006

张大勇

2018年10月

目 录

第一章
少林医武功夫与整脊疗法

第一节　概　论

中华文化，博大精深。在中国悠久的文化发展史中，武术与医学相互融合、渗透，又共同丰富、发展，形成了独特的医武结合的各种流派与疗法。溯本寻源，在远古时代，人类为了获得食物、抵抗猛兽及健身防病，逐渐积累了一些特殊的动作。后来，由于格斗和战争的需要，这些用于防身和健身的动作逐渐转化为技击功夫，最终形成了武术。武术格斗必致人体损伤，而人体损伤需要以与之相适应的伤科医学来治疗和康复，中医伤科也不断吸收武术中的某些功法来丰富其内容，武术中的不少手法和身法都被运用于接骨、按摩等医术中。直到今天，仍可看到中医伤科治疗技法中有明显的武功痕迹。例如“一指禅推拿”就是脱胎于武术的一指禅气功点穴术。武术与医学结下了不解之缘。

过去的骨伤科医生多擅长武术，而擅长武术者又多精于骨伤医术。究其原因，是由于练习武术者平时易受伤，需自疗或求医，久之则熟悉救治方法；而作为一个正骨医生，必须身强力壮，才能牵开错位、整复骨折。两者互为因果，故习武善医者不胜枚举。以少林武僧为例，隋末少林寺十三武僧曾帮助过秦王李世民，为唐王朝的建立立下了汗马功劳，令少林武术威名大震。少林武僧为了疗伤而研习医药，开始只是武僧之间互疗，后因佛教徒以慈悲为怀，广施医术于世人，由此产生了武术家又兼伤科郎中的僧医，以其正骨、理筋、气功、功能锻炼等独特的治疗和康复技术闻名于世，形成了少林伤科流派。目前海外华人开设武馆者多兼骨伤科医生，分散于全国各地的习武兼习医者更是大有人在。

在中国传统文化遗产中，武术和针灸已经走向世界。张大勇习武 60 年（图 1-1-1）、行医 50 年，通过自己的实践，总结中国少林寺千百年的伤科精华，主编了《少林医武功夫疗法系列丛书》之《图解少林医武功夫整脊疗法》。

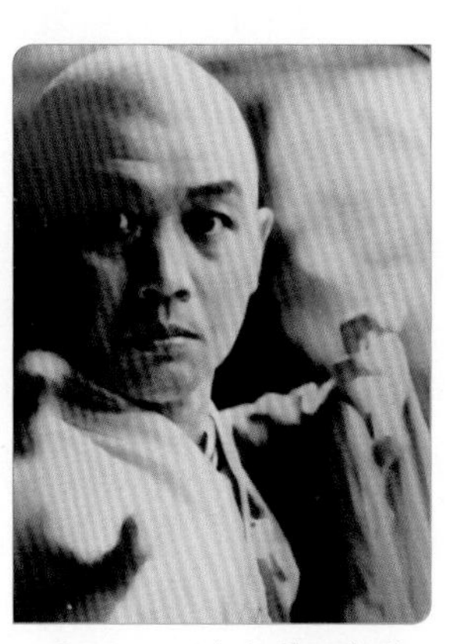

图 1-1-1　张大勇习武图

武医者不同于西医整脊师（chiropractic）和肌肉调整师（muscle abjust）。西方整脊师在整脊时离不开电动整脊床，肌肉调整师在调整肌肉时离不开复杂的手法和繁重的体力劳动。张大勇研究整脊手法几十年，在临床实践中不断改进和创新，为很多患者治愈了多年顽疾。例如指诊时单凭手指触摸患者脊柱，以短、频、快、轻、准的功夫调理和治疗疾病。在菲律宾行医时，要同美国及澳洲整脊师和肌肉调整师竞争，为了弘扬中国传统医学，曾用医武功夫整脊手法（少林医武功夫整脊疗法）治好了菲律宾副总统的腰椎病、部长的颈椎病，以及来自各国数以万计患者的各种疾病，让少林伤科手法走向了世界，在大风大浪中磨炼并壮大。

少林医武功法整脊疗法不同于中医的针灸推拿、康复理疗技术，其理论来源有三：一是西方流行的脊柱医学理论，二是中医学十四经络理论，三是少林禅医武伤科手法理论。这是蕴涵中国传统文化、体现东方智慧的一种疗法。从中国近代整脊历史渊源、流派传承、功法导源，到治疗机制、创新动作、实践验证，经过较为系统而规范的整理、总结，如今已经成为一种新兴的治病方法——医武整脊疗法。

在日常生活中，10 个人里面大概就有 8 个人有过不同程度的颈痛或腰痛，这是因为脊柱骨质、椎间盘、韧带、肌肉等发生病变，可能压迫、牵引、刺激脊髓、神经、血管等，从而出现复杂多样的症状。有研究发现，很多症状 80% 以上是小关节错位引起的。这些错位可能引起 150 余种内脏相关的脊源性疾病。由此可见，脊柱错位问题不容忽视。医武整脊疗法针对此类问题有立竿见影的效果。

纵览中华数千年医武结合史，回忆 50 年行医生涯，深感医武结合者大多重实践而少著述。尤其是进入 21 世纪，中华文化日益受到世人的推崇，外国友人也十分重视中国独特的武术医学。我们特将自己数十年来医武结合的心得著成本书，承前启后，既弘扬中华医武结合的优秀传统，又造福于世人。

第二节　功法导源与历史渊源

一、功法导源

人们通过长期的临床实践发现，人体的许多疾病与脊柱不正、神经受到压迫有关。通过治疗使脊柱恢复正常状态，从而治愈各种疾病，称为“整脊”或“治脊”。

少林医武功夫整脊疗法源于国家级非物质文化遗产——地术拳（又称少林地术，是福建特有的武术拳种）。它将地术拳中的“抓筋点穴擒拿”和“反关节捆绑动作”相结合，充分利用人体筋骨结构特点及杠杆原理，手、肘、膝、脚并用，作用于人体的脊柱，从而治疗各种疾病。其与治疗骨伤疾病的整脊理筋手法之运动力学原理相同。

二、医武整脊疗法渊源

地术拳是明末清初南派少林拳的一个拳种。擅长此拳的少林弟子曾参加戚家军的抗倭斗争和郑成功的抗清活动，后残部流散四方，遂将地术拳传入福建民间。在擅长地术武技的僧尼中，有位法号“四月大师”的尼姑流落于福建永福（现永泰县），被陈家所收留，因感其恩便将此技传于陈家子侄，世代相传。本书主编之一张大勇的老师陈依九老先生即为其传人。陈依九是福建地术拳宗师，人称“铁脚九师”，武德高尚，收徒甚严，其地术绝招技法从不轻易教人。张大勇有幸得陈老先生地术之真传，在担任福建省武术队教练期间，将其改造成符合全国比赛规则的武术套路，参加全国武术观摩交流会、表演赛。在全运会的武术比赛及世界性武术比赛中，成绩均名列前茅，受到了国内外武术界人士的重视与好评，也引起了广大武术爱好者的浓厚兴趣。地术拳以其实用的技击攻防技术被运用于边防部队、公安部门、武装警察、国际特警的格斗训练。张大勇在菲律宾任前总统保镖武术教练期间，曾将其运用于总统卫队的训练。

地术拳是模仿狗在撕咬争斗时的跌扑翻滚动作，故又称地术犬法。其中有不少动作是躺在地上用腿脚来攻击对方，比较适合于臂力较弱者，因此最开始为佛门女弟子所习练。如今，地术拳除了具有南少林其他拳种的共同特点外，更突出地上功夫，手脚并用，以腿为长，又具有擒拿的特色，男女皆可练习。其他拳种的擒拿术多以手法为主，而少林地术的擒拿术多以腿法为主，手法、肘法、肩法、胯法、膝法并用，动作幅度大。多法并用可产生更大的力量，再结合步法、身法和倒地技巧，随机应变。特别是地上捆绑术独具一格，既可主动取胜，也可败中求胜。一般来说，擒拿可被反擒拿，而被捆绑则无法解脱。因为捆绑术利用人体各个运动关节的生理活动规律，以巧妙的动作控制对方筋腱、韧带、关节的正常活动，压迫其神经，使其毫无反抗能力。这是中国擒拿门中的精粹，是中国武术对抗技术、徒手格斗技术的精华。陈依九老先生在世时视其为绝招技法，禁向外传，几十年间只教过几位得意门徒，张大勇则有幸得其真传。

武术技击虽可伤人，但其最高境界却是救人。我们在几十年的习武行医过程中发现，地术拳的很多动作可以运用于整脊术。例如有些动作是用脚踢对方脊柱，使其受伤，失去反抗能力；反之，也可以用这个动作来纠正对方脊柱不正，从而治疗疾病。又如在治疗骨伤疾病进行牵拉拔伸时，往往需要一两个甚至更多助手来固定患者，而地术拳中的擒拿法只需术者一人，既可固定患者，又可施术治疗。

由此可见，医武整脊手法既可用于临床治病，也可用于危急关头防身自卫，是武术与医学的巧妙结合。

第二章

医武整脊手法特点

第一节　武术动作与整脊手法相结合

少林医武功夫整脊疗法是医生将以手法为主的各种动作术式作用于患者脊柱的肌肉、韧带、筋膜等，以治疗疾病的一种方法，主要用于整脊治疗。

一、医武结合

整脊手法与少林功夫相结合，巧妙应用擒拿法和地术捆绑术的杠杆原理，作用于患者脊柱，实施舒缓柔和的牵引手法，逐渐拉开椎间隙，放松肌肉。其中的“反关节捆绑术”可无痛地固定患者，如地龙擒虎（图 2–1–1）。

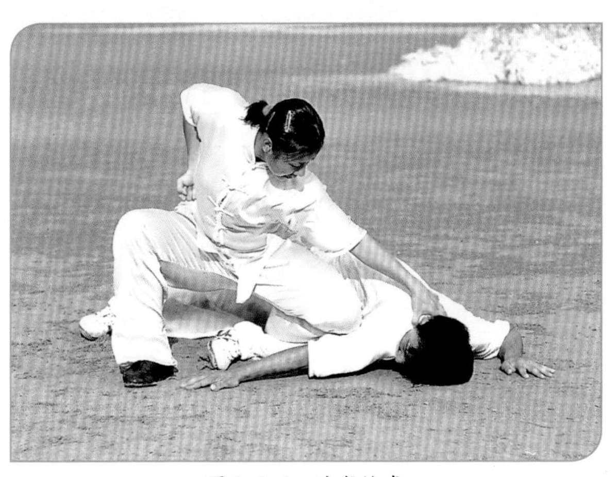

图 2–1–1　地龙擒虎

二、动作协调

医生在整脊时以手为主，以身相随，以腰为轴，以腿发力，劲在足根，将武术中的寸劲应用于整脊手法上，手脚并用，上下相随，动作协调，连贯畅通，充分体现医武功夫的特点。如脚蹬山门（图 2–1–2）

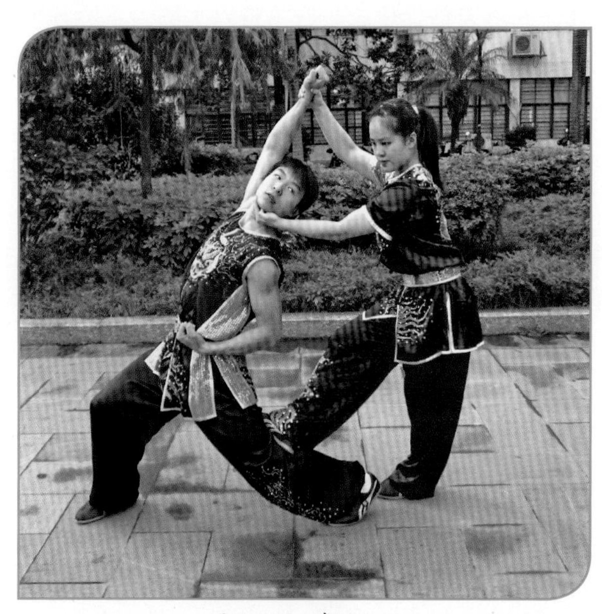

图 2–1–2　脚蹬山门

三、气息配合

一般来说，整脊手法分为主动性复位法和被动性复位法，操作过程中要配合患者的呼吸，以无痛为原则，复位动作与呼吸合二为一，使脊柱变形部位恢复正常。南少林气功有闭气、开气之分，虚实之分，补泻之分。如倒骑野骡（图 2–1–3）。

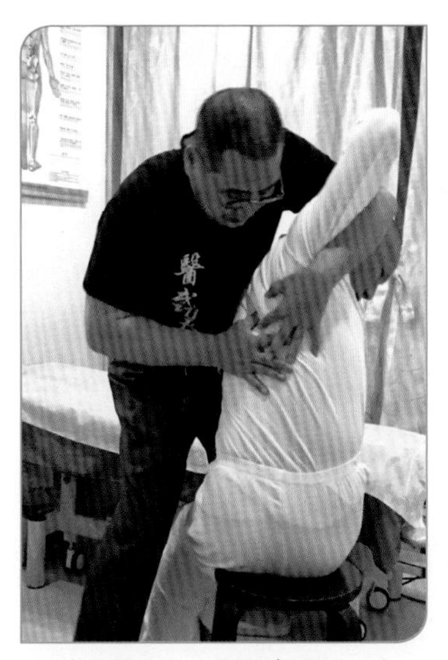

图 2-1-3　倒骑野骡

四、劲力贯通

少林功夫分为“发力”与“发劲”，“发力”为外功，“发劲”为内功。医武功夫整脊手法运用脊柱动力学原理，“发力”主要用在表层肌肉、韧带和筋膜上，“发劲”则主要用在骨骼与脊柱上。如游蟾抱钱（图 2-1-4）。

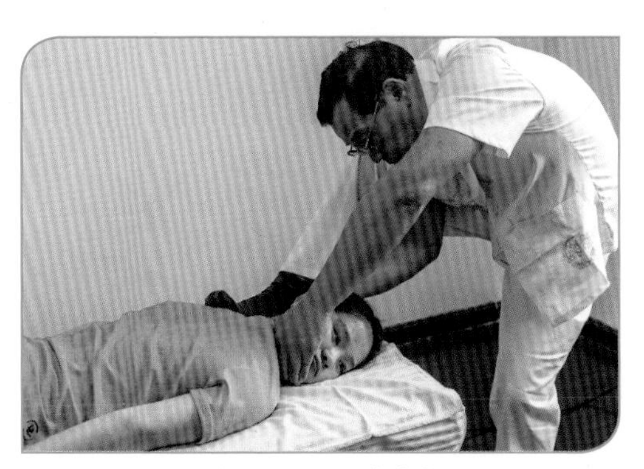
图 2-1-4　游蟾抱钱

五、刚柔相济

医生用医武功夫整脊疗法诊断疾病时，需要摸骨定位，触摩脊柱、经脉、穴位，此时应做到“五指如泥，手法柔软，触摩如棉”，才能精确诊断。例如在应用理筋手法后，用放松术令筋骨分离，纠正错位椎骨时要“发力如铁，以刚正骨”，刚柔相济，方能达到治疗目的。如乌龙缠柱（图 2–1–5）。

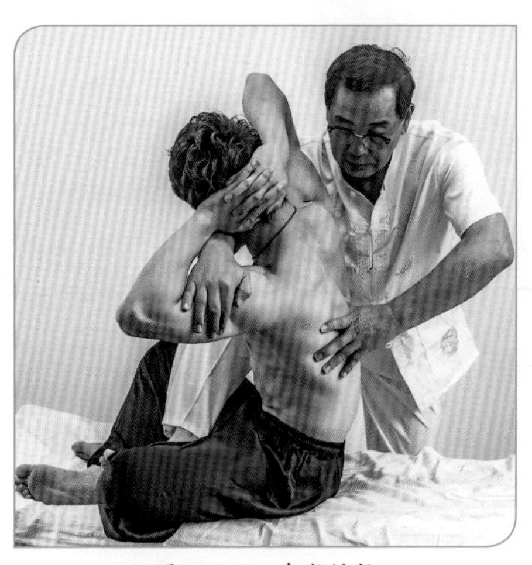

图 2–1–5　乌龙缠柱

第二节　医武整脊疗法中的西医学理论

一、正常脊柱

从生物学角度来看，人类属于脊椎动物，其特点是有一条居于身体正中位置的脊柱。在幼儿时期，椎骨共有 33～34 块，即颈椎 7 块、胸椎 12 块、腰椎 5 块、骶椎 5 块、尾椎 4～5 块。到了成年，5 块骶椎融合成 1 块骶骨，4～5 块尾椎融合成 1 块尾骨。因此，成年人的椎骨为 26 块。椎骨连成一条支撑人体的脊柱，而椎骨内的椎孔则连成了一条藏在脊柱内的管道。管道内为脊髓，脊髓上连大脑，向下则通过每块椎骨的椎间孔发出神经纤维来支配身体内脏器官和各种生理活动。

二、脊柱不正与各种病症的关系

脊柱不正与各种病症的关系见表 2-2-1。

表 2-2-1　脊柱不正与各种病症的关系

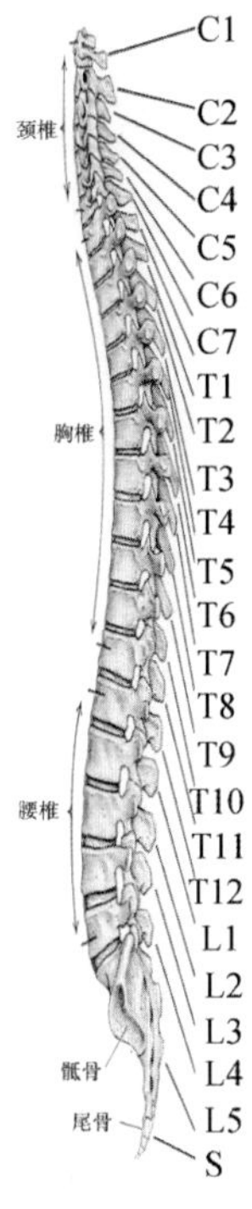

脊柱侧面图	与脊柱相关的部位	脊柱不正引起的各种病症
颈椎 胸椎 腰椎 骶骨 尾骨 C1 C2 C3 C4 C5 C6 C7 T1 T2 T3 T4 T5 T6 T7 T8 T9 T10 T11 T12 L1 L2 L3 L4 L5 S	第 1 颈椎：大脑、头部、喉、面、眼、耳、鼻、上臂	头痛、头皮痛、耳病、神经衰弱、眩晕、健忘、哮喘、面瘫、高血压、低血压、后头痛、上臂后侧痛、肩胛部痛、胸痛
	第 2 颈椎：口、眼、耳、舌、额、喉、上臂	眼病、目眩、头晕、耳聋、前额痛、鼻病、扁桃体炎、胸痛、心悸、气喘、上臂后侧痛
	第 3 颈椎：头部、外耳、面、牙、三叉神经、交感神经、肩、颊	头痛、目痛、面瘫、颊部酸痛、牙痛、甲状腺疾病、颈肩痛、耳病
	第 4 颈椎：鼻、口唇、耳、食管、臂、头部	鼻炎、牙痛、耳鸣、吞咽不畅、视力下降、尿酸高、肩臂痛、甲状腺疾病、头部肌肉痛

续表

脊柱侧面图	与脊柱相关的部位	脊柱不正引起的各种病症
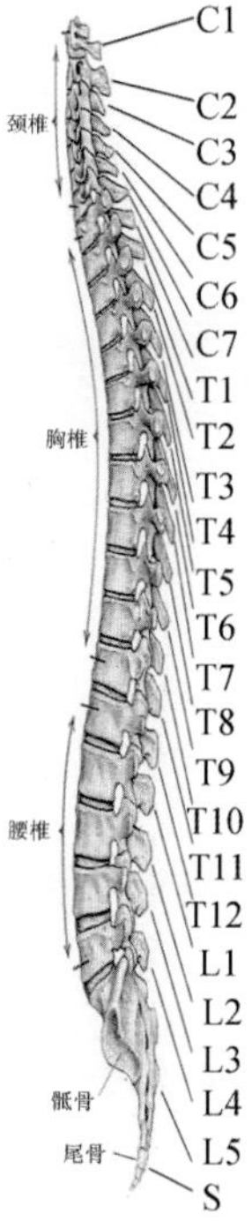 C1 C2 C3 C4 C5 C6 C7 T1 T2 T3 T4 T5 T6 T7 T8 T9 T10 T11 T12 L1 L2 L3 L4 L5 S 颈椎 胸椎 腰椎 骶骨 尾骨	第5颈椎：声带、咽喉、食管、手、肘	咽喉炎、低血压、心律失常、噎膈、气管炎、扁桃体炎、手肘酸痛
	第6颈椎：颈部、肩部、大拇指、扁桃体	喉病、百日咳、哮喘、颈肩痛、大拇指酸麻、低血压、心律失常
	第7颈椎：头部、甲状腺、肩部、手、腕	头痛、甲状腺疾病、颈痛、高血压、低血压、心律失常、肩胛臂痛、手臂外侧痛、中指及无名指酸痛
	第1胸椎：食管、气管、胸部、上肢部	气喘、咳嗽、胸痛、颈肩痛、咽痛、手臂内侧痛、肥胖症、手麻
	第2胸椎：心脏、心血管、手、腕、指尖	冠心病、心肌炎、胸痛、高血压、低血压、心悸、胸闷、手臂外侧痛、手腕痛、水肿、肥胖症、乳腺炎、贫血
	第3胸椎：肺、支气管、胸膜、胸部、乳房、手	胸膜炎、肺炎、支气管炎、哮喘、咳嗽、乳腺增生、手软无力、心悸 、胸闷
	第4胸椎：胆囊、胆总管、大脑、肺	黄疸、胆石症、胆囊炎、肺炎、乳腺炎、支气管炎、关节炎、糖尿病、胸膜炎
	第5胸椎：肝、脾、胃	肝炎、肝区痛、贫血、高血压、低血压、惊悸、健忘、神经系统疾病、脾胃病、失眠、胸胁胀

续表

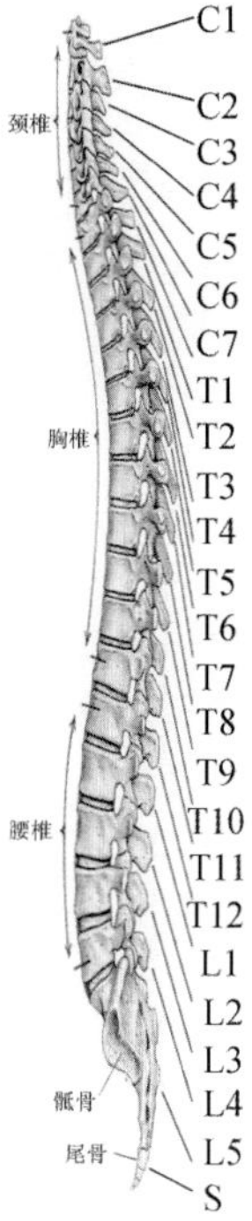

脊柱侧面图	与脊柱相关的部位	脊柱不正引起的各种病症
	第6胸椎：胃、十二指肠、胰腺	胃病、肋间痛、消化不良、肝区痛、胆石症、十二指肠溃疡、胆囊炎、糖尿病、胰腺炎
	第7胸椎：胰腺、胃	胰腺炎、糖尿病、胃痛、胆囊炎、肝区痛
	第8胸椎：脾、横膈膜、消化系统、肾	呃逆、肝区痛、食管炎、食欲不振、腹胀、泄泻、下腹痛、风湿性疾病、便秘、皮肤过敏、胆囊炎、小肠炎
	第9胸椎：肾上腺、小肠	皮肤过敏、惊狂、癫痫、小肠炎、下腹痛、尿频、膀胱炎、手脚冷、子宫炎、不孕症
	第10胸椎：肾、盲肠、大肠	肾病、肾盂肾炎、血管硬化、腰背酸痛、全身乏力、痛风、风湿性疾病、膀胱炎、静脉曲张、子宫炎
	第11胸椎：肾、输尿管、大肠	皮肤病、尿路结石、腰酸无力、肾盂肾炎、风湿性疾病、静脉曲张、不孕症、大肠炎
	第12胸椎：输卵管、淋巴系统	风湿性疾病、疝气、小腹不舒、膀胱炎、尿频、输卵管炎、阴道疾病、不孕症、糖尿病、肾病、肾结石

续表

脊柱侧面图	与脊柱相关的部位	脊柱不正引起的各种病症
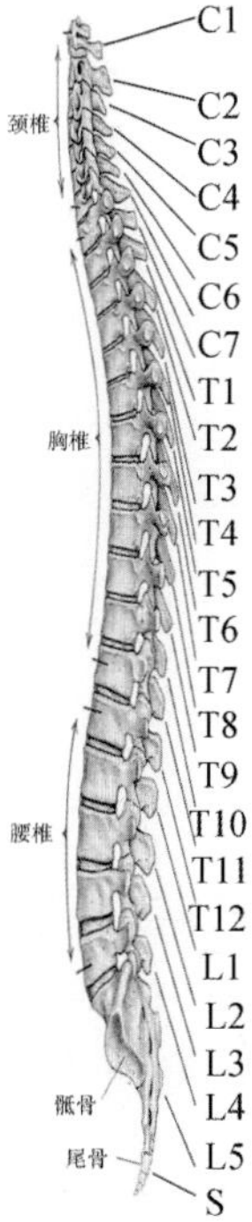	第1腰椎：大肠、结肠、肾、大腿	腹泻、便秘、结肠炎、腹痛、痢疾、大腿前侧酸痛、水肿、糖尿病、肾病、肾结石
	第2腰椎：盲肠、阑尾、腹部、卵巢、下肢	阑尾炎、盲肠炎、下肢静脉曲张、大腿酸麻、排尿异常、月经病、卵巢炎、子宫炎、不孕症、小腿抽筋
	第3腰椎：生殖器官、卵巢、睾丸、子宫、膀胱、尿道	膀胱炎、子宫炎、月经病、尿道炎、高血压、低血压、双膝痛、大腿外侧酸麻、男性病、痛风性关节炎、腰痛、坐骨神经痛
	第4腰椎：前列腺、前阴部、坐骨神经、腰骶部	尿频、尿痛、月经病、卵巢炎、子宫炎、性功能减退、便秘、前列腺、腰骶部酸楚刺痛、坐骨神经痛
	第5腰椎：膝部、下肢、生殖系统	下肢血液循环不良、腿外侧酸麻、双膝无力、痔疮、关节炎、足跟痛、腰骶部酸痛、性功能减退、便秘
	骶尾骨：骨盆、腰臀部、肛门、大腿	骶髂关节炎、脊柱角形弯曲、痔疮、肛门疾病、尾骨疼痛、腰脊痛、性功能减退、便秘

第三章

医武整脊疗法治病原理

一、神经内分泌学说

从神经内分泌的角度来看，内脏器官和内分泌腺的活动受植物神经系统的支配。植物神经分为交感神经和副交感神经两种，一种具有兴奋作用，另一种则具有抑制作用。只有两种神经处于平衡状态，即兴奋和抑制相平衡时，内脏器官才能正常活动。交感神经从脊髓发出，如果因轻度扭挫伤、过度疲劳、工作及生活中姿势不正等发生脊柱小关节错位，椎周软组织炎性渗出、水肿、出血等，就会使交感神经受到刺激或压迫，打破植物神经的平衡状态，内脏功能失常，从而导致疾病的发生。

据统计，人们已发现了150余种内脏疾病与脊柱不正有关。例如心律失常：当颈椎、胸椎小关节错位时，交感神经受刺激而兴奋，去甲肾上腺素分泌增多，使心律加速；当交感神经纤维因持续受压而部分变性时，神经传导速度降低，副交感神经兴奋性相对亢进，释放的乙酰胆碱增多，使心律减慢。

有学者发现，胃脘痛常与胸5～胸8椎体的小关节错位有关。支配胃的交感神经具有抑制胃的运动、减少胃液分泌和传出痛觉的作用，而副交感神经具有促进胃的运动、增强胃液分泌的作用。当胸椎小关节错位时，交感神经受压迫，胃的功能失调，产生不适（如疼痛）的感觉。这时触摸胸5～胸8椎体的棘突，往往可发现其后突、偏歪，并有叩击痛，椎旁压痛明显，并可摸到条索状物。

糖尿病是由于胰腺分泌的胰岛素缺乏或相对不足而引起的糖代谢紊乱，以血糖升高为主的疾病。而医学家发现，部分糖尿病患者有胸6～胸10椎体错位，这可能与支配胰腺的交感神经发自胸6～胸10相关。当这些胸椎的小关节发生错位时，引起交感神经继发性损伤，胰腺血液循环障碍和分泌紊乱，从而导致糖尿病。

二、生物力学学说

从生物力学的角度来看，打个简单的比喻：脊柱就像一根直立的电线杆，其两侧的肌肉、韧带犹如固定电线杆的两根铁线。只有当铁线的长度和拉力相等时，电线杆才能保持在垂直的位置。如果因各种外力造成铁线拉力或长度不等，势必导致电线杆倾斜甚至倒塌。同样，如果脊柱两侧某一部分的肌肉、韧带由于损伤而引起痉挛、粘连、瘢痕、挛缩，势必使两侧的拉力失去平衡，从而导致脊柱不正，发生小关节错位。反之，当脊柱受外力作用发生小关节错位时，也会使脊柱两侧肌肉、韧带的拉力失去平衡，人体局部或整体的生物力学平衡失调，神经受到压迫，当人体进行活动或劳动时则会出现腰背部或四肢疼痛、麻木及功能障碍。

三、中医经络学说

中医学认为，经络是运行气血以营养全身的通路，经络中的督脉恰好位于从颈椎到尾椎的脊柱正中线上。全身的阳经均交会于督脉，督脉通则全身的阳经经气畅通，可以发挥正常的生理功能。如果脊柱不正，椎体小关节错位，督脉脉道不畅、经气不利，从而影响全身的经络，使气血流通不畅而导致脏腑病变。另外，足太阳膀胱经循行于脊柱两旁，脊柱不正，椎体小关节错位，足太阳膀胱经运输气血的功能必然受影响，其所联系的脏腑和肢体的功能则发生障碍，甚至引起病变。

综上所述，脊柱不正、椎体关节错位对人体的影响，正是医武整脊疗法的治病原理。在不借助器械的情况下，用手法整复脊柱相关疾病效果显著，尤其适用于颈、胸、腰椎错位、突出、骨质增生、肥大变形，局部软组织损伤，脊柱滑脱等。医武整脊疗法可以促进血液循环，改善大脑和脊髓的供血，消炎止痛，缓解症状，解除神经压迫，恢复脊柱正常的生物力学平衡。

医武整脊疗法根植于中国传统医学的沃土，继承和吸收了各种整脊流派之精华，又与西医学理论和运动医学理论相结合，为整脊术开创了一条具有中华民族特色的医武结合之路。

第四章
医武整脊疗法适应证和注意事项

脊柱相关疾病在早期多为软组织损伤：①浅组织损伤，如扭伤、挫伤，局部损伤引起皮下出血、水肿、粘连等。②深组织损伤，如韧带、肌肉、骨关节发炎，压迫神经引起疼痛。软组织损伤若延误治疗时机，则会进一步压迫血管和神经，导致机体供血不足。

疾病后期多为脊柱与关节组织改变：①脊柱改变，如椎骨肥大变形、脊柱滑脱、脊柱侧弯、脊柱炎。②关节组织改变，如脊柱错位、椎间盘突出、椎间隙狭窄等。另外，脊柱相关疾病后期还可能出现退行性改变，如骨质增生、骨质疏松等。

一、适应证

1. 颈椎病引起的头晕头痛、习惯性偏头痛、鼻塞、慢性咽炎、耳鸣、视力下降、失眠、心律失常、高血压等。

2. 岔气，落枕，颈肩综合征，肩周炎，胸椎小关节紊乱症，腰部扭、挫伤，腰椎间盘突出症及小关节紊乱症等。

3. 脊柱关节错位，如寰枢关节半脱位、骶髂关节半脱位、胸椎及腰椎小关节紊乱症。

4. 脊柱周围筋肉挛缩或粘连。

5. 脊柱压迫神经引起的手脚麻木等。

7. 脊柱周围软组织损伤、脊柱不正或侧弯等。

8. 预防和控制老年人脊柱病变，保护脊柱，延缓衰老。

二、注意事项

1. 大脑与脊髓相连的部位为延髓，延髓位于颈椎上方，内有生命中枢，主管心跳和呼吸。如果延髓受伤，破坏了生命中枢的生理功能，将引起心跳、呼吸严重障碍，甚至导致死亡。另外，颈椎内的脊髓若是受到伤害，也可能导致瘫痪。因此，临证时对颈椎的操作要十分谨慎。若没有受过医学专业训练，不可随意对颈椎施术，以免发生意外。

2. 诊断不明确的急性脊柱损伤或伴有脊髓损伤者禁用。

3. 老年性骨质疏松、久病体弱及有其他可疑症状者，下肢静脉炎或有栓塞者禁用。

4. 急性传染性疾病和肿瘤患者，如急性肝炎、结核病、骨髓炎、化脓性关节炎、蜂窝织炎、恶性肿瘤等禁用。

5. 严重心、脑、肝、肾疾病患者，如严重心功能衰竭、脑出血、肝功能衰竭、肾功能衰竭等禁用。

6. 整脊部位有严重皮肤损伤及皮肤病者，如开放性创伤、烫伤、癣、疱疹、丹毒、疥疮、溃疡性皮疹等禁用。

7. 有精神疾患、不能与医生合作者禁用。

8. 有出血倾向和血液病的患者，如白血病、血小板减少性紫癜、坏血症、支气管扩张、肺结核空洞或咯血期等禁用。

9. 饥饿及饱餐后半小时以内、疲劳过度、醉酒不醒者，以及孕妇、妇女月经期等禁用。

10. 医生要做好自身的清洁卫生，在治疗过程中随时观察患者的反应，以免发生意外。

第五章
医武整脊手法规律

医武整脊手法来源于少林地术的擒拿和捆绑动作，将武术中制伏对方的动作运用于治病疗伤，充分体现了医武结合之奥妙。它是以脊柱病因治疗学为理论依据，采用正骨理筋、点穴推拿等手法，吸取中国武术、气功中的精华，结合针灸学、脊柱生理解剖学、运动医学及生物力学形成的一套创新性整脊手法。本手法既治骨亦治筋（包括肌肉、韧带、筋膜、神经受损等），操作简单轻便，安全无痛，无后遗症，而且不需要任何器械和助手，有“四两拨千斤”之意。

第一节　常用理筋整脊手法

一、主动式（放松）手法

根据人体脊柱各椎体关节的骨骼结构规律，在正常曲线的状态下，将武术中的“点穴截脉反关节擒拿术”巧妙地用于治疗。操作时只需医生一人，既可固定患者，又充分利用人体筋骨结构特点，手、肘、膝、脚并用，以杠杆原理实施“三点正一”治疗法。该手法作用于脊柱异常部位，形成反向牵引力，逐渐拉开椎间隙，使肌肉放松，疼痛缓解，钙化的韧带、僵硬的肿块和粘连的结节得以化解。其与治疗骨伤疾病的理筋手法所用的运动力学原理相同，既恢复了脊柱的正常位置，又避免了一般重力牵引因施术不当对脊柱造成损伤的弊端。

二、被动式（牵拉）手法

被动式手法也是根据骨骼结构，将武术中的“抓筋点穴松骨术”“反关节捆绑术”应用于治疗中。与主动式手法一样，该手法也只需医生一人，不用助手，实施“三点正一”治疗法，整复脊柱关节错位，缓解肌肉、韧带痉挛，使软组织水肿消散。其与治疗骨伤疾病的理筋手法所用的运动力学和生物力学原理相同，也是武术与医学的巧妙结合。

第二节　整脊手法流程

整脊手法流程可概括为三步→四法→立体脊柱正骨术。

一、三步

1. 第一步：放松筋骨

（1）浅层软组织：如韧带、肌肉损伤，功能受限，神经通路受阻，造成局部充血、肿胀、僵硬、粘连。

（2）深层骨组织：脊柱肥大变形，颈、胸、腰、骶椎退化，以及骨质增生等造成血液循环紊乱，供血不足等，从而引起骨性萎缩、粘连等。

（3）主动式（放松）手法和被动式（牵拉）手法相互应用，使肌肉、韧带放松，椎间隙拉大，为点穴理筋、功夫整脊作准备。

2. 第二步：点穴理筋　修复软组织损伤；减轻浅表组织肌肉的痉挛，松解粘连，消除韧带钙化，减轻椎间关节、关节囊水肿，缓解炎症造成的疼痛。

3. 第三步：功夫整脊　纠正脊柱错位，颈、胸、腰椎间盘突出症和脊柱滑脱，恢复脊柱间正常的生理结构，调节脊柱功能，保持健康状态。

二、四法

1. 正位复正治疗法。

2. 歪位复正治疗法。

3. 歪位正整治疗法。

4. 牵拉复正治疗法。

三、立体脊柱正骨术

立体脊柱正骨术共8个模式：①坐位式；②正卧式；③反卧式；④侧卧式；⑤站立式；⑥下蹲式；⑦盘坐式；⑧倒吊式。

注：西式整脊时需要整脊床，只是单一卧式整脊术。

第六章 少林医武功夫六十一式整脊手法

健康的脊柱是脊髓和神经、血管的保护伞，是人体的长寿养生之道。脊柱不正可引起各种疾病，也是人体提前老化的主要因素。少林医武功夫六十一式整脊手法可以及时矫正椎骨，对调整脑脊液的流速、神经的传导，改善血液循环效果显著。

第一节 颈部整脊十六式

颈部整脊十六式又称颈部动作十六式。

一、金猴抱桃

1. 适应证 颈椎间盘突出、小关节错位、骨质增生引起的偏头痛、侧枕部麻痛、落枕等。

2. 作用效果 松解粘连，缓解疼痛，整复颈椎间盘突出、小关节错位。

3. 操作方法 医者立于患者侧面，左手拇指、食指分开，虎口按贴在第 2 ～ 6 颈椎横突隆起处下方（作定点），右手托住患者下颌，使头部逐渐后仰，持续 10 ～ 20 秒（作支点），然后双手同时向后提拉（作动点）。若听到“咔嚓”弹响声，则关节复位成功（图 6-1-1，图 6-1-2）。

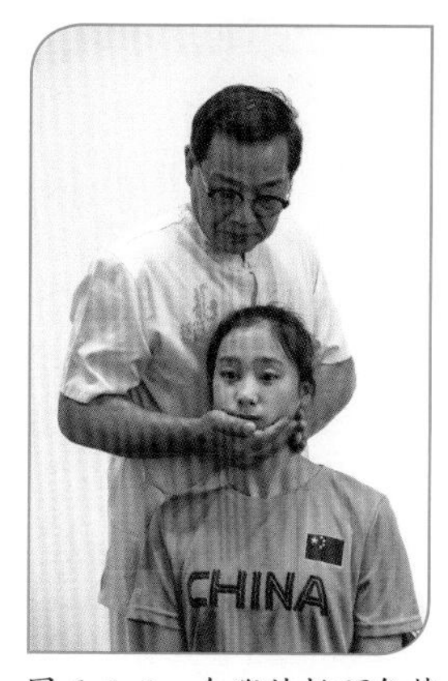

图 6-1-1 金猴抱桃预备势

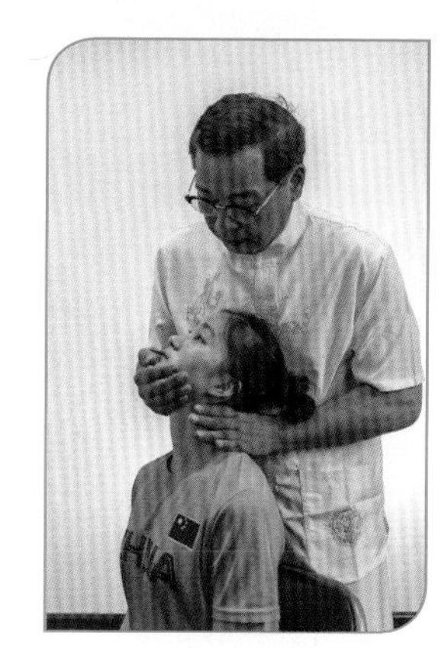

图 6-1-2 金猴抱桃

二、抱印开弓

1. 适应证 颈椎间盘突出、关节错位、骨质增生引起的落枕、手胀、手指麻木、肩背痛等。

2. 作用效果 放松颈肩部的筋膜和肌肉，松解粘连，缓解疼痛，整复颈椎间盘突出、关节错位。

3. 操作方法 医者立于患者后面，用左手按患者左肩部（作定点），右肘抱住患者下颌（作支点）；然后医者左手推患者左肩，右肘轻转第 3 ～ 7 颈椎（作闪动力）。此法要求正整歪位，侧摆角度要小，若听到“咔嚓”弹响声，则关节复位成功（图 6–1–3，图 6–1–4）。

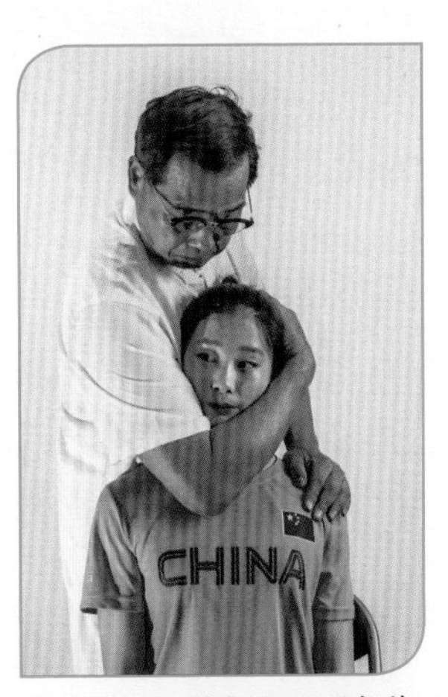

图 6–1–3 抱印开弓预备势

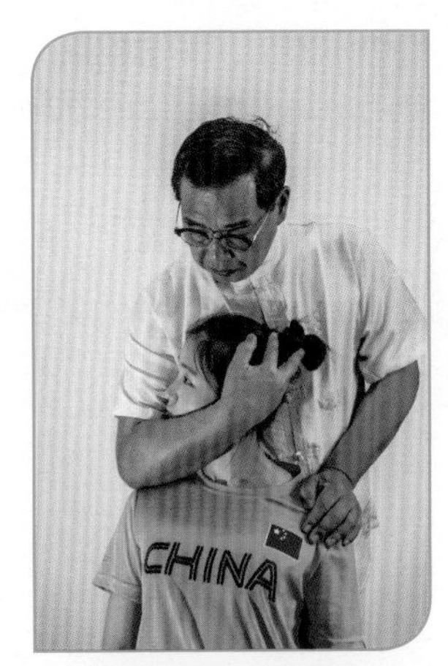

图 6–1–4 抱印开弓

三、白猿摘果

1. 适应证 寰枕关节、寰枢关节错位所致的血压升高、怕光、畏声、眩晕、失眠、眼部症状等。

2. 作用效果 放松颈肩部的筋膜和肌肉，松解粘连，缓解疼痛，矫正脊柱偏歪。

3. 操作方法 医者一手上托患者下颌令其仰头（作支点），另一手托后枕部患椎（作定点），缓慢摇动数下，使其放松后，以头侧转幅度为限（作动点），向作用力方向做有限度的转动（作闪动力），动作宜轻巧，可听到关节复位时的“咔嚓”弹响声（图 6–1–5，图 6–1–6）。

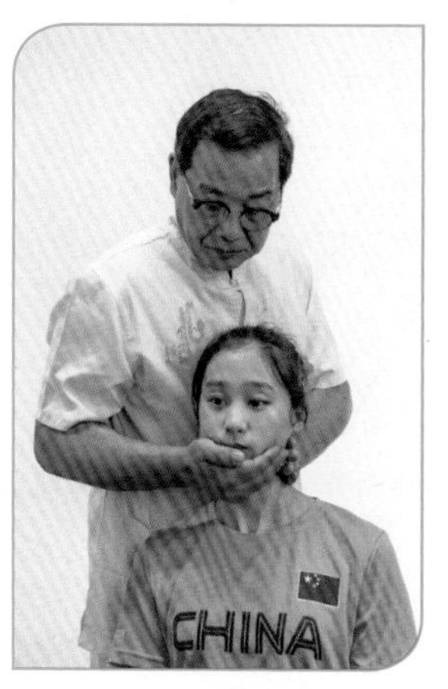

图 6–1–5 白猿摘果预备势

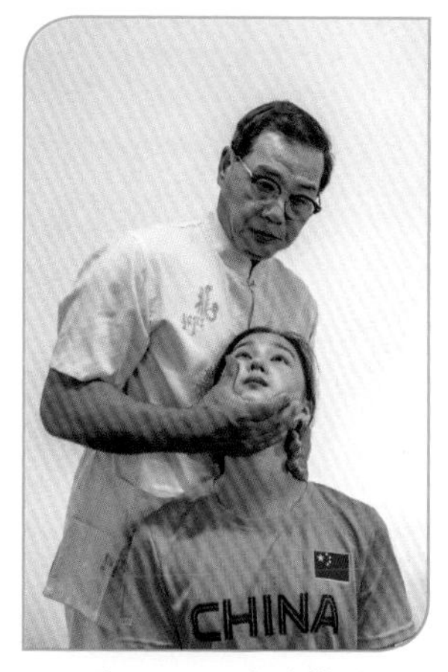

图 6–1–6 白猿摘果

四、双蛇锁口

1. 适应证 颈椎间盘突出、关节错位、骨质增生，神经根被压引起的手胀、手指麻木、肩背痛。

2. 作用效果 松解粘连，缓解疼痛，整复颈椎间盘突出、小关节错缝。

3. 操作方法 患者仰卧床上，医者双手五指交叉，拇指顶在颈椎患处（作定点），身体含胸，双手腕臂夹住患者下颌（作支点），身体向后拉伸，双手夹紧的同时，双手拇指用力向上方顶推（作动点），使患椎在整复时出现“咔嚓”弹响声（图 6–1–7，图 6–1–8，图 6–1–9）。

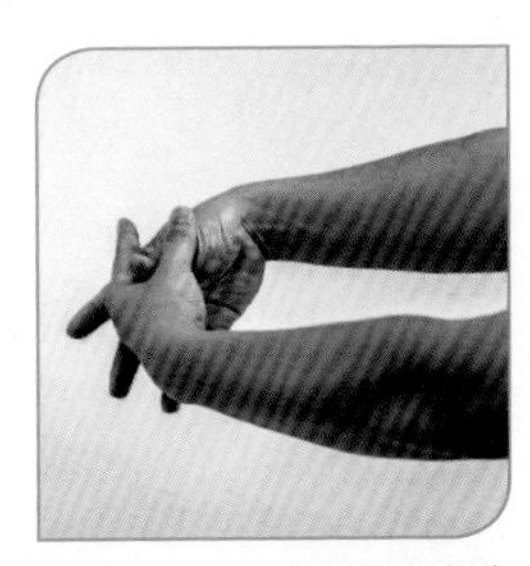

图 6–1–7 双蛇锁口手势

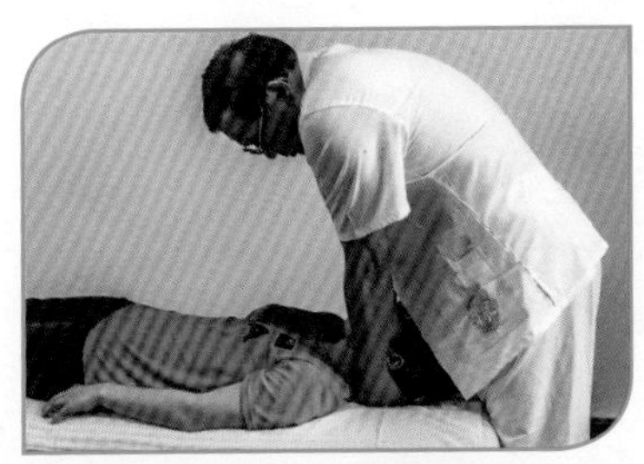

图 6–1–8 双蛇锁口预备势

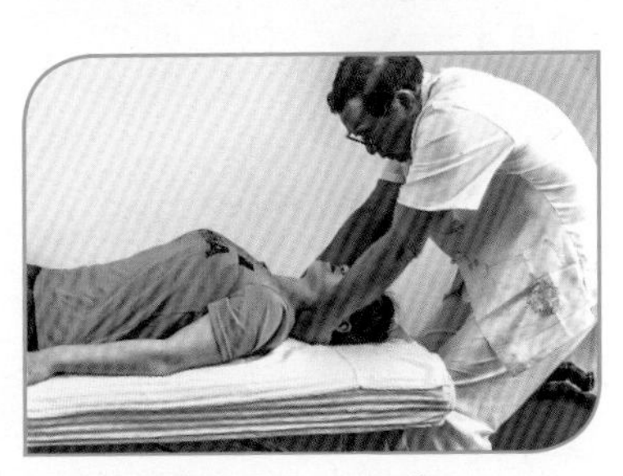

图 6–1–9 双蛇锁口

五、双龙抢珠

1. 适应证 颈椎间盘突出、关节错位、骨质增生引起的落枕、手胀、手指麻木、肩背痛等。

2. 作用效果 松解粘连，缓解疼痛，整复颈椎间盘突出、小关节错缝。

3. 操作方法 ①患者仰卧床上，医者双手五指交叉，拇指顶在颈椎患处（作定点），身体含胸，双手腕臂夹住患者下颌（作支点），身体向后拉伸，双手夹紧的同时，双手拇指用力向上方顶推（作动点），使患椎在整复时出现“咔嚓”弹响声。②医者双手抱紧患者后枕部的患椎（作动点），双手前臂夹住患者的颊面部（作定点）。医者双手先左右摇摆转动，使患椎放松，在转动中将患者颈部向后做有限度的拔伸（作闪动力），使所选择的患椎在整复时出现“咔嚓”弹响声。如听不到弹响声也可以，但要重复 2 ～ 3 次（图 6–1–10，图 6–1–11，图 6–1–12）。

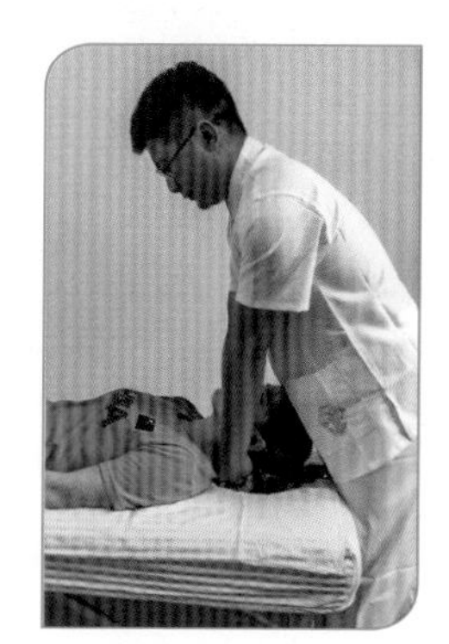

图 6–1–10　双龙抢珠预备势

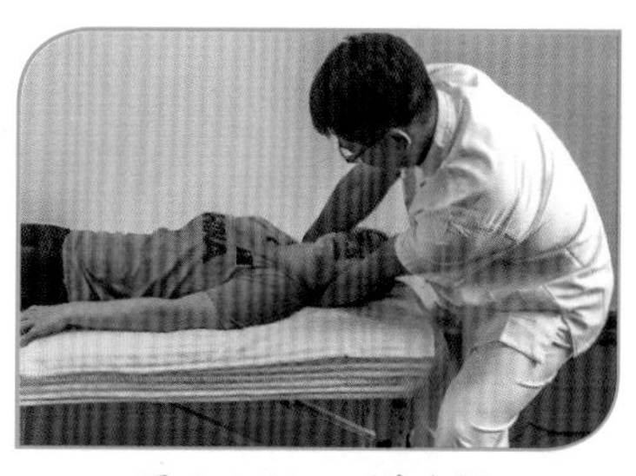

图 6–1–11　双手左摆

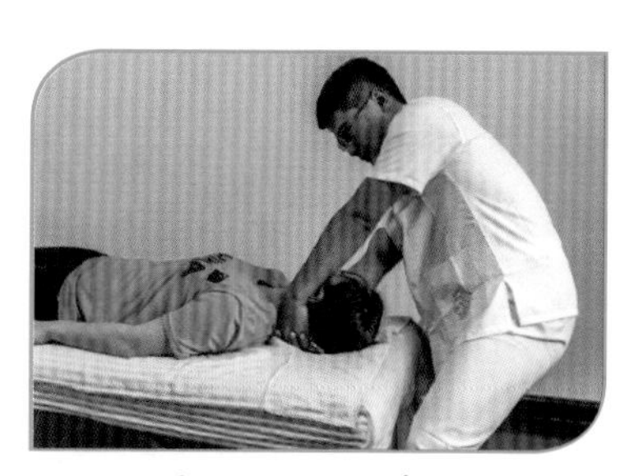

图 6–1–12　双手右摆

六、压首开弓

1. 适应证 颈椎间盘突出、关节错位、骨质增生引起的手胀、手指麻木、肩背痛等。

2. 作用效果 松解粘连，缓解疼痛，整复颈椎间盘突出、小关节错缝。

3. 操作方法 医者一手按住患者颈椎患侧，最大限度地向反方向推挤（作定点），另一手掌按患侧肩部（作动点），双手同时向相反方向推拉（作闪动力），使患椎在复位时出现“咔嚓”弹响声（图 6-1-13，图 6-1-14）。

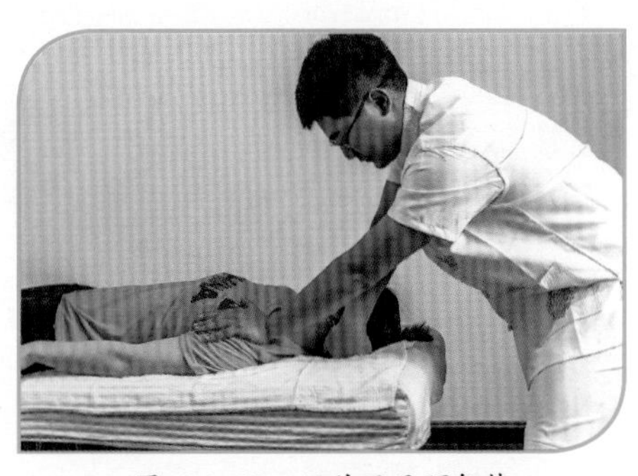

图 6-1-13 压首开弓预备势

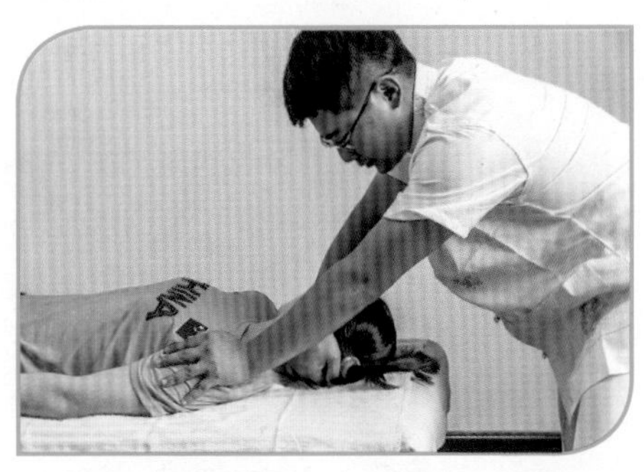

图 6-1-14 压首开弓

七、侧首开弓

1. 适应证 第 1 ～ 5 颈椎小关节错缝，颈椎骨质增生，神经根被压引起的落枕、手胀、手指麻木等。

2. 作用效果 松解粘连，缓解疼痛，整复颈椎间盘突出、小关节错缝。

3. 操作方法 患者俯卧，患侧颊面部贴在床上，医者一手按在肩背部（作定点），另一手按住头上部（作支点），双手同时向相反方向按压（作闪动力），使患椎错缝整复，可反复按压 3 ～ 5 次（图 6–1–15，图 6–1–16）。

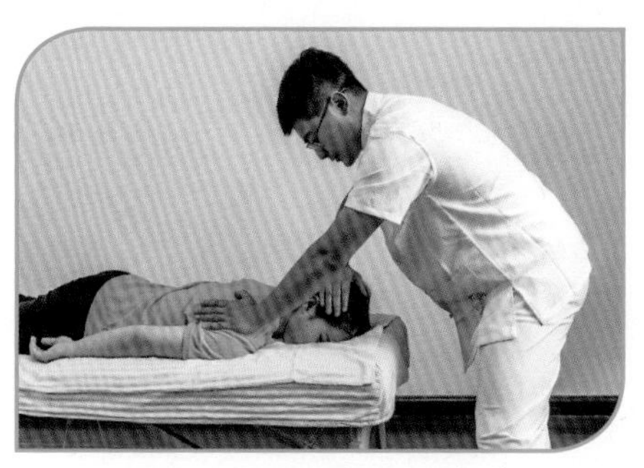

图 6–1–15 侧首开弓预备势

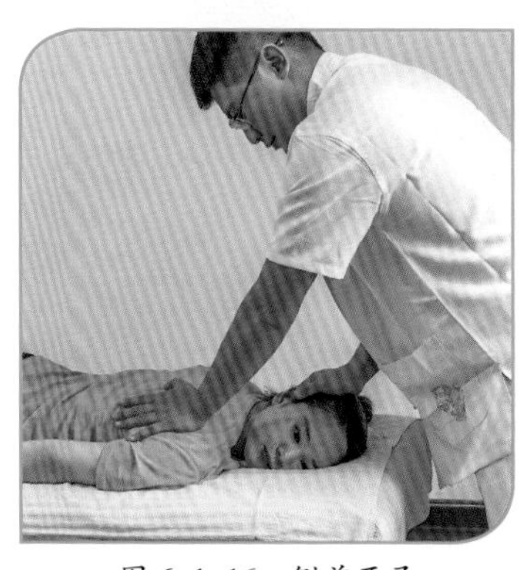

图 6–1–16 侧首开弓

八、力擒蛟龙

1. 适应证 颈椎间盘突出、椎间关节错位、骨质增生，神经根被压引起的手胀、手指麻木、肩背痛等。

2. 作用效果 松解粘连，缓解疼痛，整复颈椎间盘突出、小关节错缝。

3. 操作方法 患者俯卧，患侧颊面部贴在床上，医者一手按在肩背部（作定点），另一手抓住患侧下颌部（作动点），双手同时向相反方向推拉（作闪动力），使患椎在整复时出现“咔嚓”弹响声（图 6–1–17，图 6–1–18）。

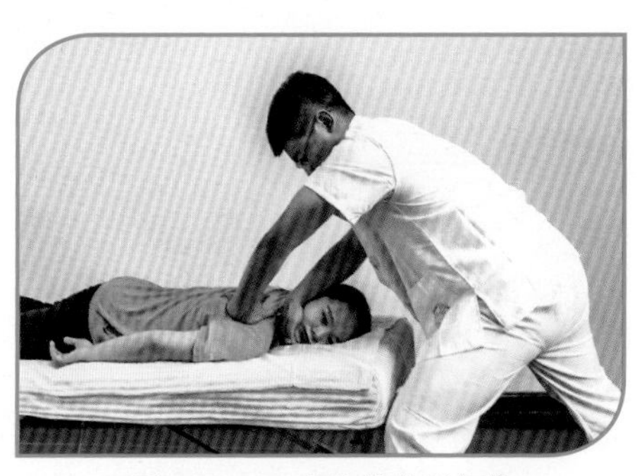

图 6–1–17 力擒蛟龙预备势

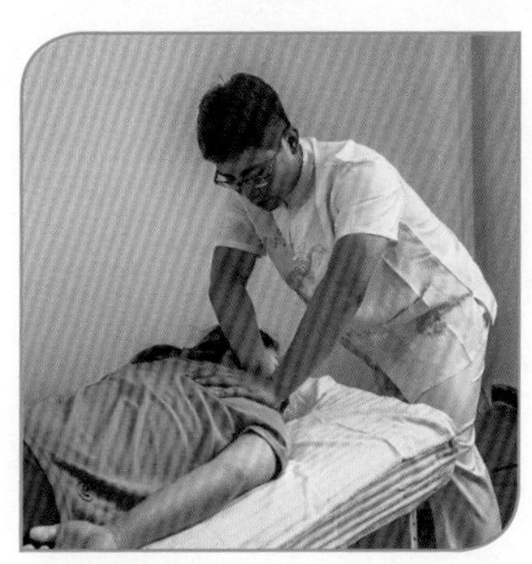

图 6–1–18 力擒蛟龙

九、将顶帅印

1. 适应证 颈椎间盘突出、关节错位、骨质增生，神经根被压引起的手胀、手指麻木、肩背痛等。

2. 作用效果 松解粘连，缓解疼痛，整复颈椎间盘突出、小关节错缝。

3. 操作方法 患者仰卧，患侧颊面部贴在床上，医者一手四指按在肩部（作定点），前臂顶在患者颈椎患处（作定点），另一手抓住患侧头部（作支点），医者用手压头的同时腕部上顶，向斜上方顶推颈部（作动力），使患椎在整复时出现“咔嚓”弹响声（图 6-1-19，图 6-1-20）。

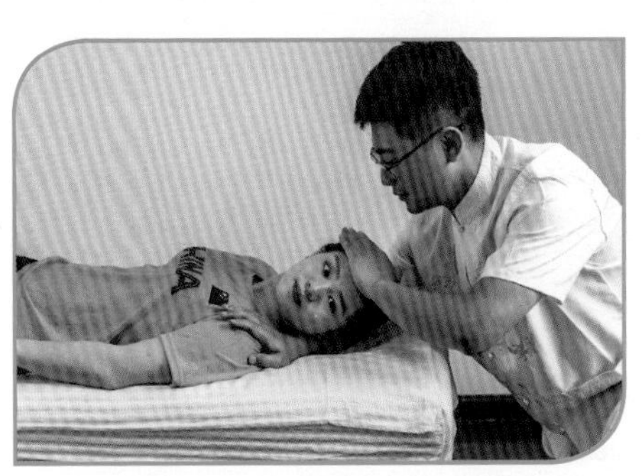

图 6-1-19 将顶帅印预备势

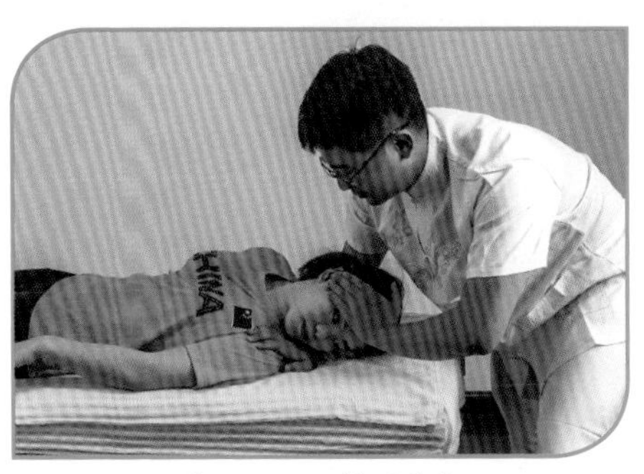

图 6-1-20 将顶帅印

十、猴王摘果（压肩抱颈）

1. 适应证 颈椎间盘突出、关节错位、骨质增生，神经根被压引起的手胀、手指麻木、肩背痛等。

2. 作用效果 松解粘连，缓解疼痛，整复颈椎间盘突出、小关节错缝。

3. 操作方法 患者俯卧，患侧颊面部贴在床上，医者一手按在肩背部（作定点），另一手穿过患者面部四指抓按在颈椎患处（作支点），双手向相反方向推拉，医者肘部向上提拉（作闪动力），使患椎在整复时出现“咔嚓”弹响声（图 6-1-21，图 6-1-22）。

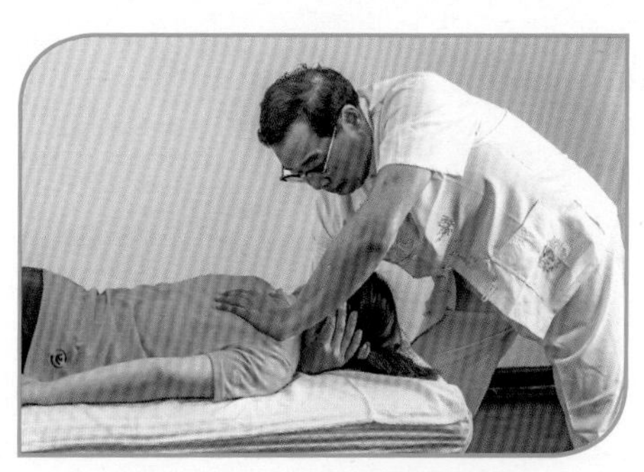

图 6-1-21　猴王摘果预备势

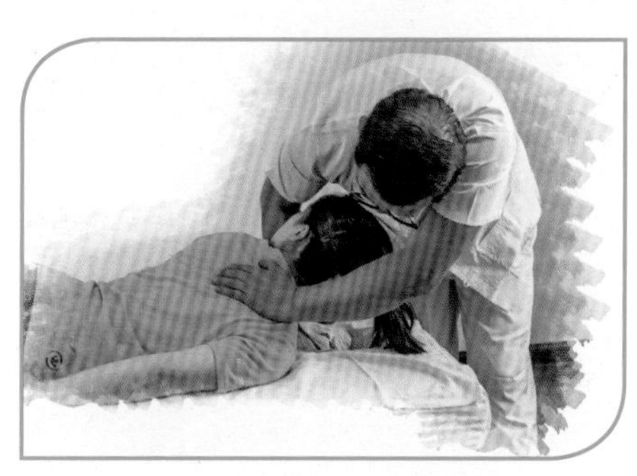

图 6-1-22　猴王摘果

十一、喜鹊拆巢（压颈提嘴）

1. 适应证 颈椎间盘突出、关节错位、骨质增生，神经根被压引起的手胀、手指麻木、肩背痛等。

2. 作用效果 松解粘连，缓解疼痛，整复颈椎间盘突出、小关节错缝。

3. 操作方法 患者俯卧，患椎侧颊面部贴在床上（作定点），医者左手托住患者下巴轻力上提（作动点），右手抓紧患侧颈椎部（作支点），双手向上伸拔（作闪动力），使患椎在整复时出现“咔嚓”弹响声（图 6–1–23，图 6–1–24）。

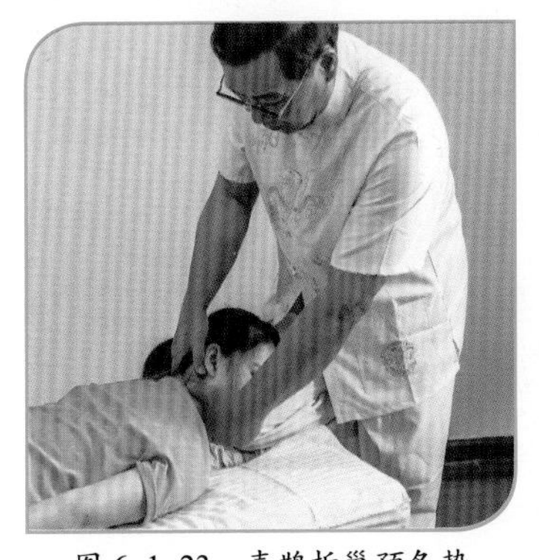

图 6–1–23 喜鹊拆巢预备势

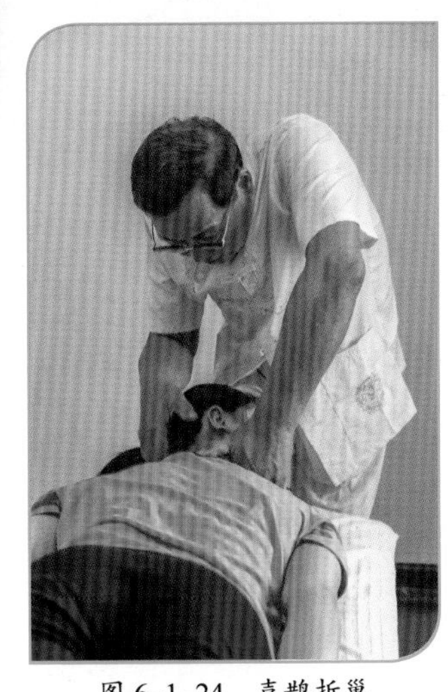

图 6–1–24 喜鹊拆巢

十二、三脚游蟾（踩肩抱颈）

1. 适应证 颈椎间盘突出、关节错位、骨质增生，神经根被压引起的手胀、手指麻木、肩背痛等。

2. 作用效果 松解粘连，缓解疼痛，整复颈椎间盘突出、小关节错缝。

3. 操作方法 患者俯卧，患侧颊面部贴在床上，医者左手托住患者下巴（作动点），右手抓紧患侧颈椎部（作支点），右脚踩在患者肩处（作定点），双手向上伸拔（作闪动力），使患椎在整复时出现“咔嚓”弹响声（图 6–1–25，图 6–1–26）。

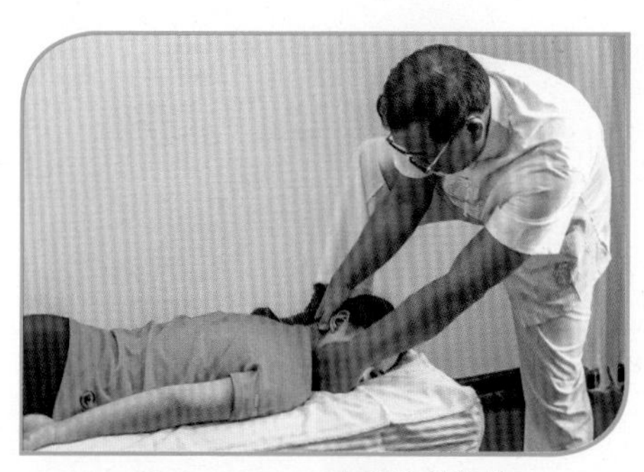

图 6–1–25　三脚游蟾预备势

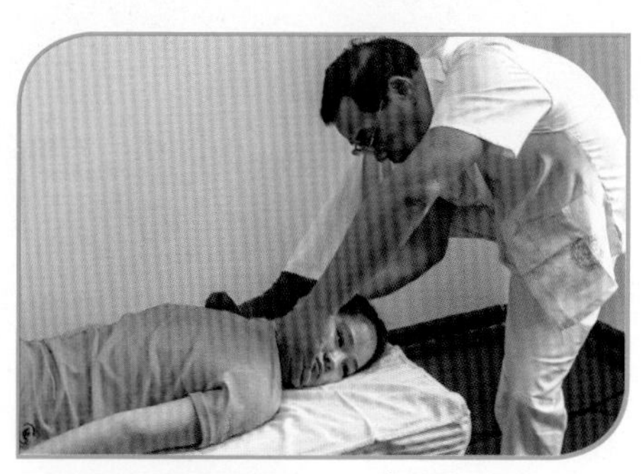

图 6–1–26　三脚游蟾

十三、垫膝拉颈

1. 适应证 颈椎间盘突出、关节错位、骨质增生，神经根被压引起的手胀、手指麻木、肩背痛等。

2. 作用效果 松解粘连，缓解疼痛，整复颈椎间盘突出、小关节错缝。

3. 操作方法 患者俯卧，患侧颊面部贴于医者右膝上（根据患处第 2 ～ 7 颈椎椎间关节的需要调整膝面的角度）（作定点），医者左手托于患者下巴（作动点），右手抓紧患侧颈椎部（作支点），垫膝拉颈，双手右转向上伸拔（作闪动力），使患椎在整复时出现“咔嚓”弹响声（图 6–1–27，图 6–1–28，图 6–1–29）。

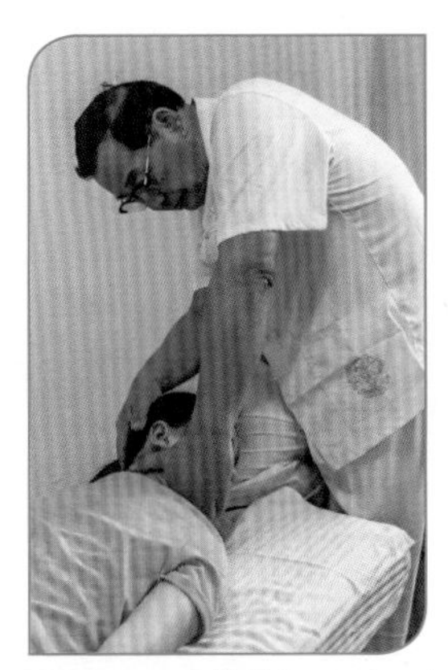

图 6–1–27 垫膝拉颈（一）

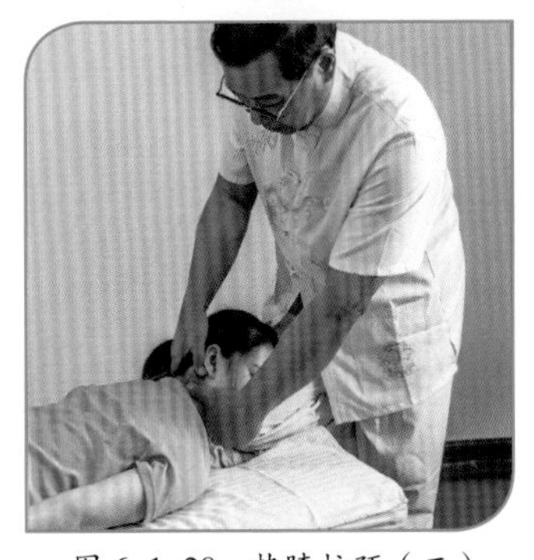

图 6–1–28 垫膝拉颈（二）

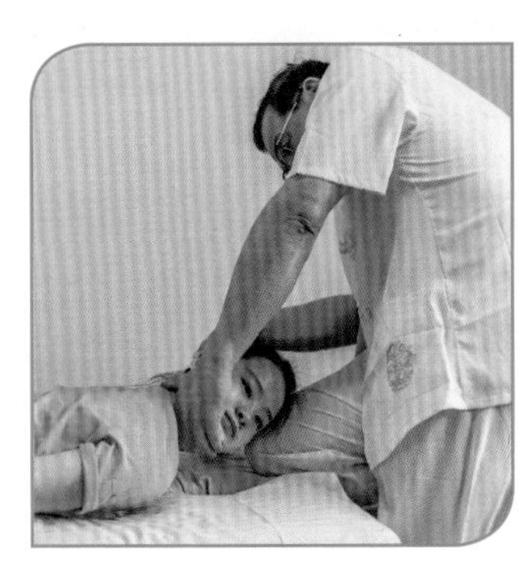

图 6–1–29 垫膝拉颈（三）

十四、猿蹬取果（压椎拉颈）

1. 适应证 颈椎间盘突出、关节错位、骨质增生，神经根被压引起的手胀、手指麻木、肩背痛等。

2. 作用效果 松解粘连，缓解疼痛，整复颈椎间盘突出、小关节错缝。

3. 操作方法 患者取坐位，医者右手团抱患者面部，手掌贴于颊部（作定点），左手拇指按压颈椎患侧用力推挤（作动点），双手固定（作支点），双脚用力向上蹬起（作闪动点），同时转动双手，使患椎在关节复位时出现“咔嚓”弹响声（图 6-1-30 ～图 6-1-32）。

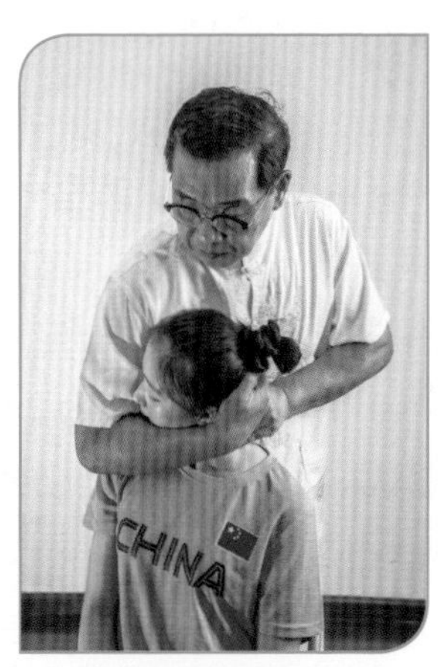

图 6-1-30 猿蹬取果（一）

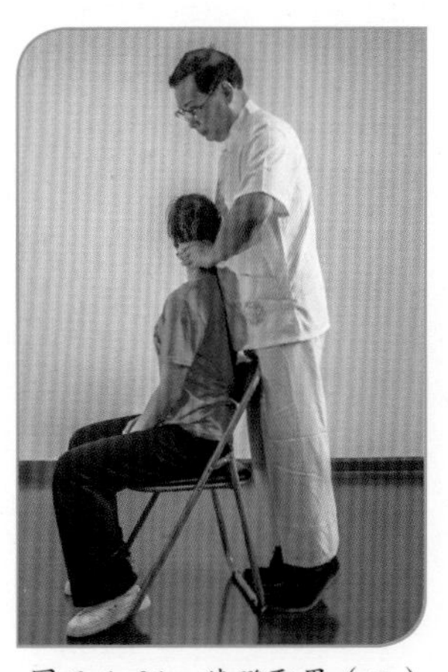
图 6-1-31 猿蹬取果（二）

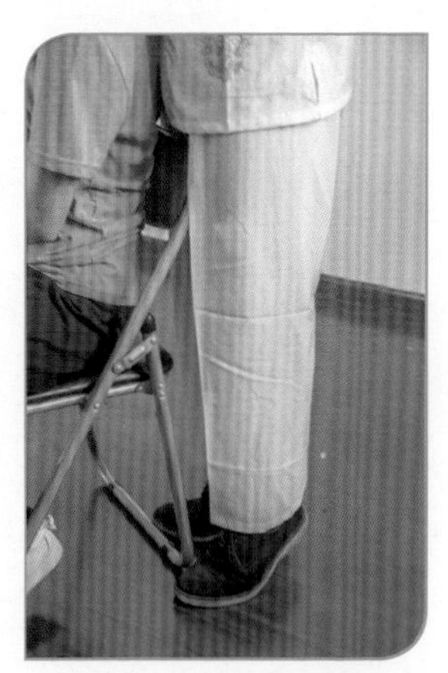
图 6-1-32 猿蹬取果（三）

十五、双龙抱珠（后拔拉颈）

1. 适应证　颈椎间盘突出、关节错位、骨质增生，神经根被压引起的手胀、手指麻木、肩背痛等。

2. 作用效果　松解粘连，缓解疼痛，整复颈椎间盘突出、小关节错缝。

3. 操作方法　患者取坐位，医者右手团抱患者面部，前臂贴在颏部（作定点），左手拇指按压颈椎患侧用力推挤（作动点），双手固定（作闪动力），医者膝盖微屈，身体向后、向上提起（作动点），同时转动双手，使患椎在关节复位时出现“咔嚓”弹响声（图 6–1–33 ～图 6–1–35）。

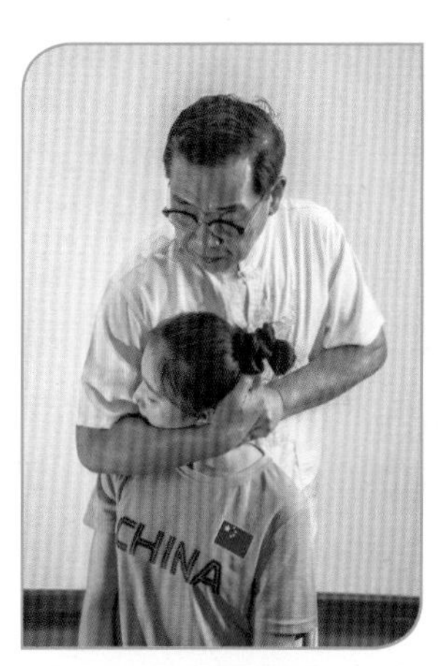

图 6–1–30　猿蹬取果（一）

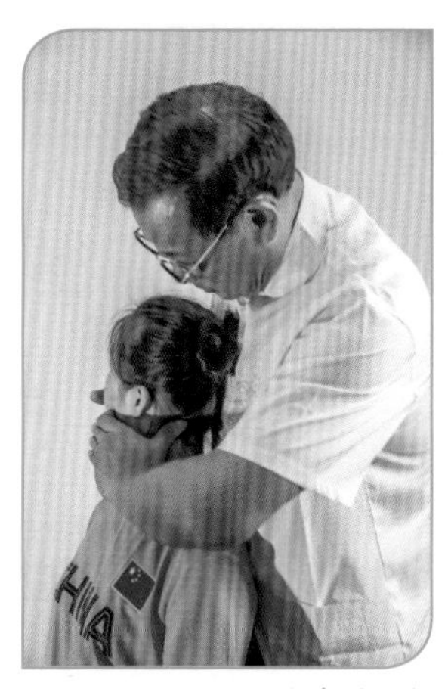
图 6–1–34　双龙抱珠（二）

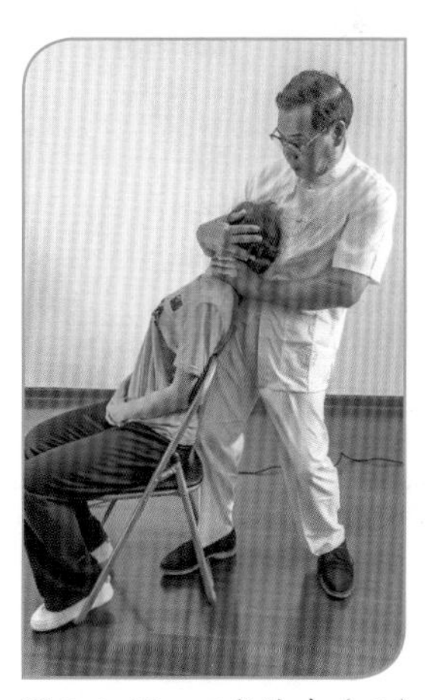
图 6–1–35　双龙抱珠（三）

十六、凰翅摆头

1. 适应证 颈椎间盘突出、关节错位、骨质增生，神经根被压引起的手胀、手指麻木、肩背痛等。

2. 作用效果 松解粘连，缓解疼痛，整复颈椎间盘突出、小关节错缝。

3. 操作方法 患者取坐位，医者右手团抱患者面部，肩部紧贴患者后头部，四指贴在患者左侧 C3 ～ C6 处（作定点），左手抓住患者左肘（作动点），右手配合左手同时上提托起（作闪动力），使患椎在关节复位时出现“咔嚓”弹响声（图 6–1–36 ～图 6–1–38）。

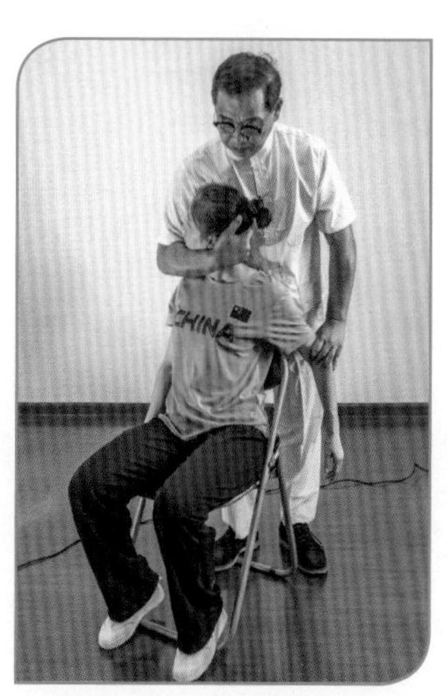

图 6–1–36 凰翅摆头（一）

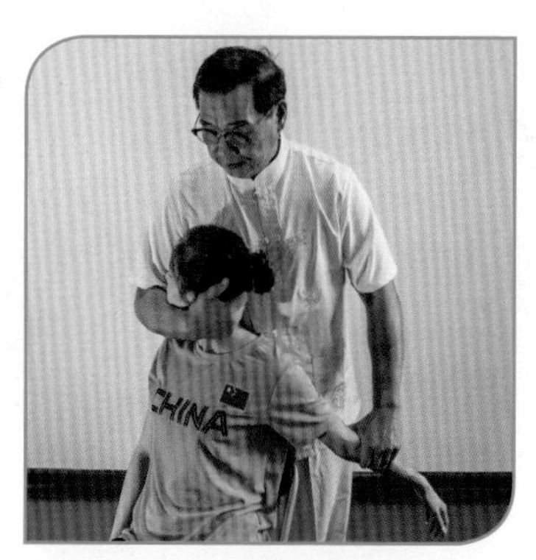

图 6–1–37 凰翅摆头（二）

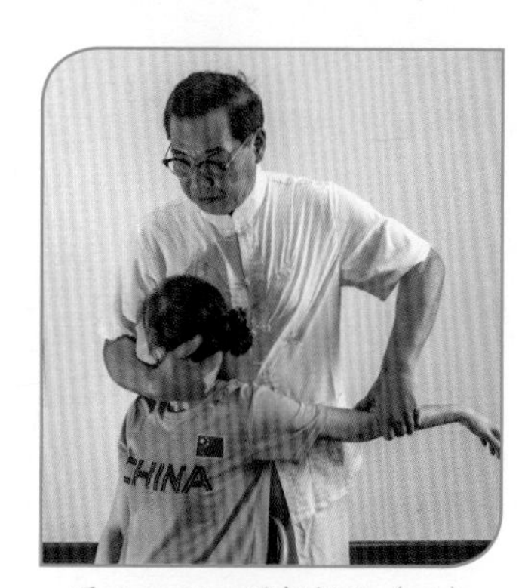

图 6–1–38 凰翅摆头（三）

第二节　肩背胸部整脊十八式

肩背胸部整脊十八式又称肩背胸部动作十八式。

一、金雕顶翅

1. 适应证　胸壁挫伤、肋部肌肉损伤、胸椎小关节错位或滑脱、腰椎错位、椎间盘突出症。

2. 作用效果　放松颈肩背部的筋膜和肌肉，松解锁骨、肩胛骨、胸椎粘连，矫正胸椎错位、肩部高低不平和椎骨侧弯畸形，整复胸椎。

3. 操作方法　患者取坐位，双腿伸直，双手交叉抱于颈后（作定点）。医者跪立在患者后面，左膝顶在胸椎错位处（作支点），双手抓住患者双肘部（作闪动点），同时医者双手向内收、左膝向前顶，反向用力，可听到胸椎小关节发出轻微“咔嚓”声，则复位成功（也可能没有声响）（图 6–2–1，图 6–2–2）。

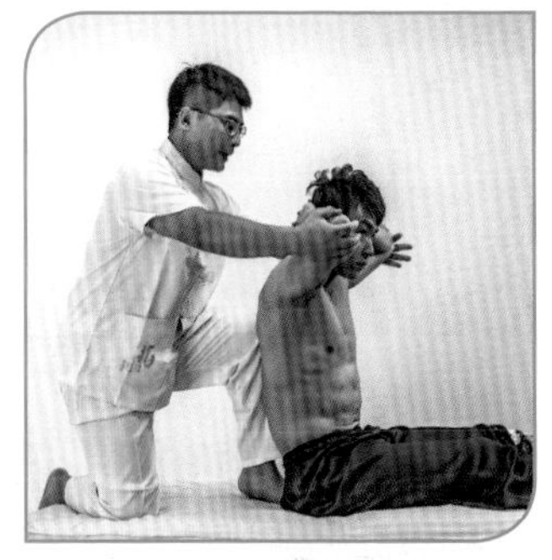
图 6–2–1　金雕顶翅预备势

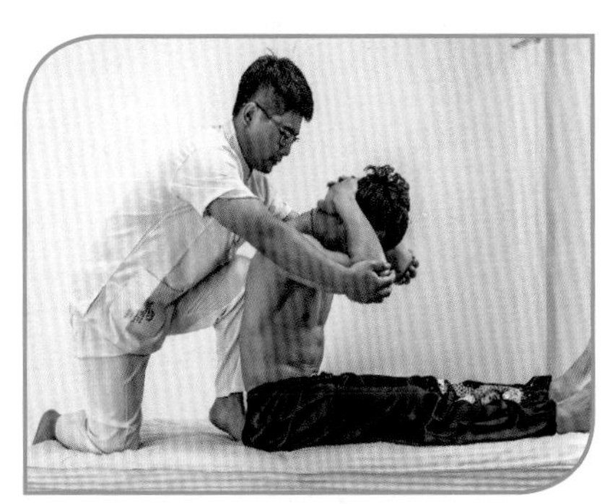
图 6–2–2　金雕顶翅

二、犀牛转角

1. 适应证 肩周炎、胸椎小关节滑脱、胸椎错位、背部损伤和风湿性疾病。

2. 作用效果 放松颈肩背部的筋膜和肌肉，松解锁骨、肩胛骨、胸椎粘连，消除肩背部各种硬块、结节，缓解疼痛，矫正肩部高低不平和胸椎侧弯畸形。

3. 操作方法

（1）左势：患者取坐位，双手交叉抱头。医者站于患者身后，左手按患者左肩部（作定点），右手扶住患者右肘尖（作支点），左手向下按，右手向上抬（作动点），双手同时用力（图 6–2–3）。

（2）右势：患者取坐位，双手交叉抱头。医者站于患者身后，右手按患者右肩部（作定点），左手扶住患者左肘尖（作支点），右手下按，左手向上抬（作动点），双手同时用力（图 6–2–4）。

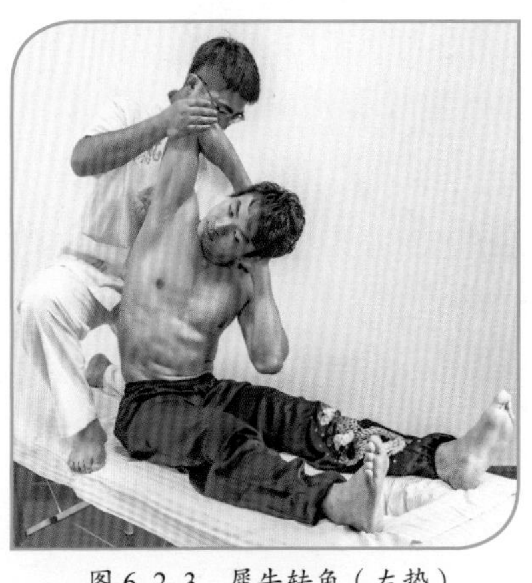

图 6–2–3 犀牛转角（左势）

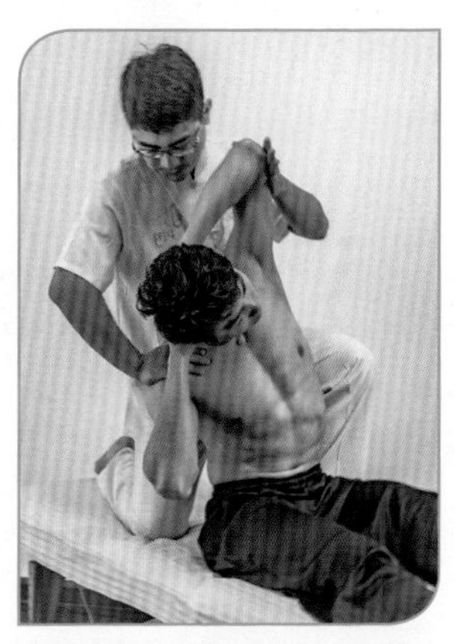

图 6–2–4 犀牛转角（右势）

三、金鸡扳翅

1. **适应证** 肩周炎、背痛。

2. **作用效果** 放松颈肩背部的筋膜和肌肉，松解锁骨、肩胛骨、胸椎粘连，消除肩背部各种硬块、结节，缓解疼痛，矫正肩部高低不平和胸椎侧弯畸形。

3. **操作方法** 患者取坐位，双腿伸直，双手交叉置于颈后。医者跪在患者身后，左膝顶在背部患处（作定点），双手抓住患者双肘尖向后拉（作支点）。医者的双手和左膝需同时用力（作动力）（图 6–2–5）。

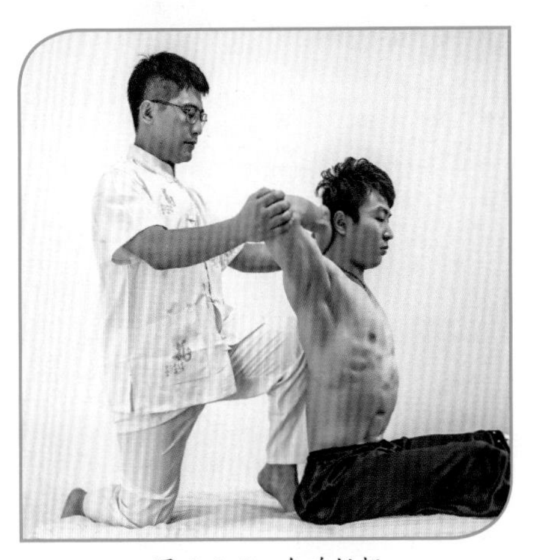

图 6–2–5 金鸡扳翅

四、关公脱袖

1. **适应证** 肩周炎、颈肩综合征。

2. **作用效果** 放松颈肩背部的筋膜和肌肉，松解锁骨、肩胛骨、胸椎粘连，消除肩背部各种硬块、结节，缓解疼痛，矫正肩部高低不平和胸椎侧弯畸形。

3. 操作方法 患者取坐位，右手伸直置于腹前，左手屈曲向右伸。医者站在患者右侧，左膝顶在患者的右肩胛部（作定点），双手抓住患者的左手腕（作支点）。左膝及双手同时用力（作动力）（图 6-2-6，图 6-2-7）。

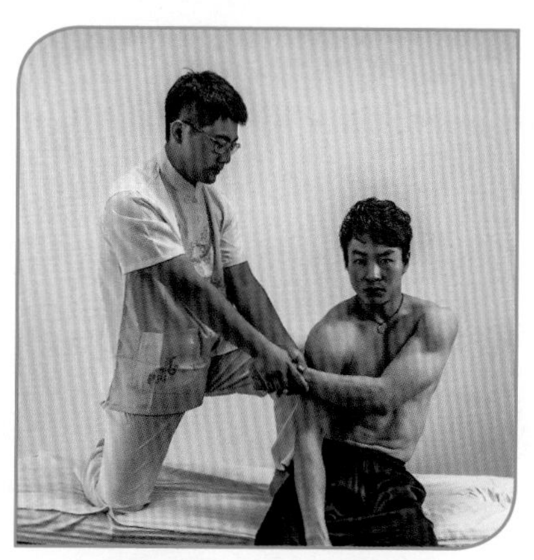
图 6-2-6 关公脱袖（一）

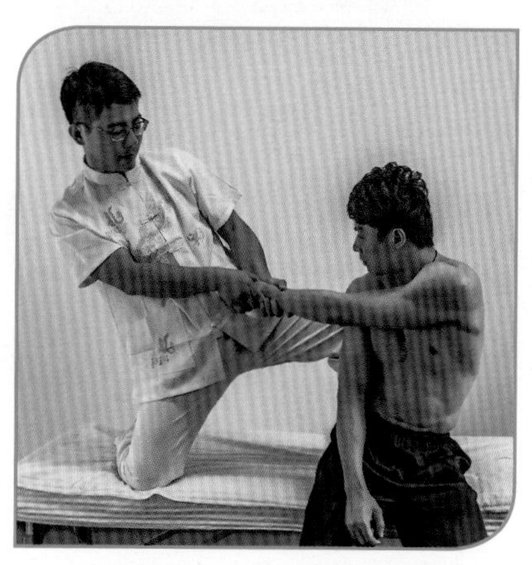
图 6-2-7 关公脱袖（二）

五、开弓射虎

1. 适应证 肩周炎、风湿性疾病、胸椎小关节紊乱、背部软组织损伤、胸椎错位。

2. 作用效果 放松颈肩背部的筋膜和肌肉，松解锁骨、肩胛骨、胸椎粘连，矫正第 4 ～ 12 胸椎错位、肩部高低不平和胸椎侧弯畸形。

3. 操作方法 患者取坐位，双腿伸直，双手向后平伸。医者坐于患者身后，双手抓住患者手腕（作支点），左脚踩在患者背部第 4 ～ 12 胸椎中的患椎处（作定点）。双手向后拉，左脚向前蹬，手脚同时用力（作闪动力）（图 6–2–8）。

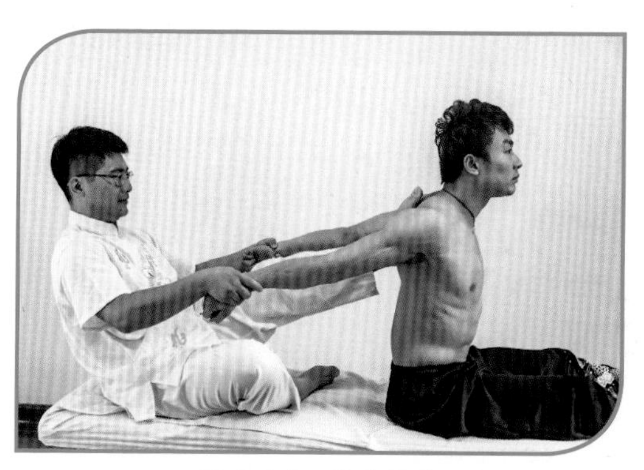

图 6–2–8　开弓射虎

六、胸中抱球

1. 适应证 肩锁关节挫伤、胸锁关节损伤、肩袖损伤、肩背痛。

2. 作用效果 放松肩背部的筋膜和肌肉，松解锁骨、肩胛骨、胸椎粘连，矫正肩胛骨高低不平。

3. 操作方法 患者取坐位，双手交叉置于肩部。医者跪于患者身后，用身体贴紧患者肩部（作支点），双手交叉抱住患者双肘尖（作定点），然后用力往回收（作闪动点），听到轻微“咔嚓”声，则复位成功（图 6-2-9）。

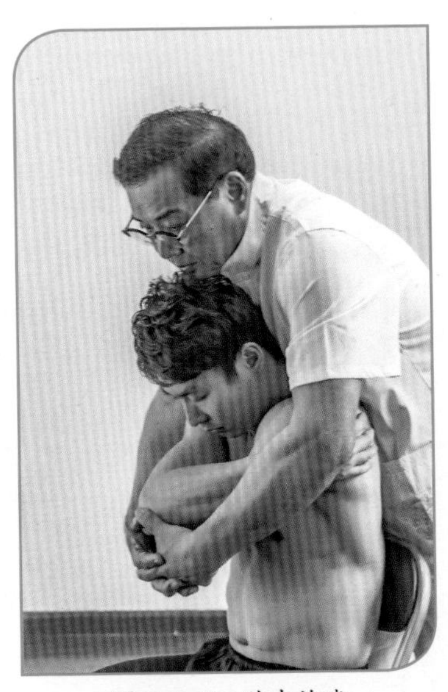

图 6-2-9　胸中抱球

七、怀中抱月

1. 适应证　肩锁关节挫伤、胸锁关节损伤、肩袖损伤、肩背痛。

2. 作用效果　放松肩背部的筋膜和肌肉，松解锁骨、肩胛骨、胸椎粘连，矫正肩胛骨高低不平。

3. 操作方法

（1）站势：患者取坐位，右手屈肘上抬，左手置于膝部。医者站于患者身后，用身体贴紧患者双肩部（作支点），双手交叉抱住患者右肘尖（作定点），然后用力往回收（作闪动点），听到轻微“咔嚓”声，则复位成功（图 4-2-10）。

（2）跪势：患者取坐位，左手屈肘上抬，右手置于膝部。医者跪于患者身后，用身体贴紧患者双肩部（作支点），双手交叉抱住患者左肘尖（作定点），然后用力往回收（作闪动点），听到轻微“咔嚓”声，则复位成功（图 4–2–11）。

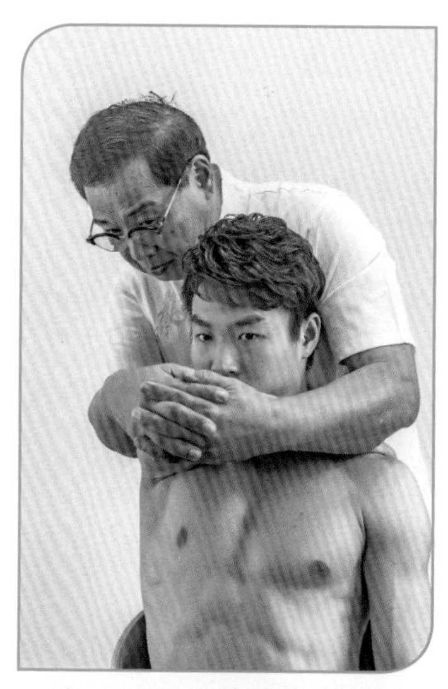

图 6–2–10　怀中抱月（站势）

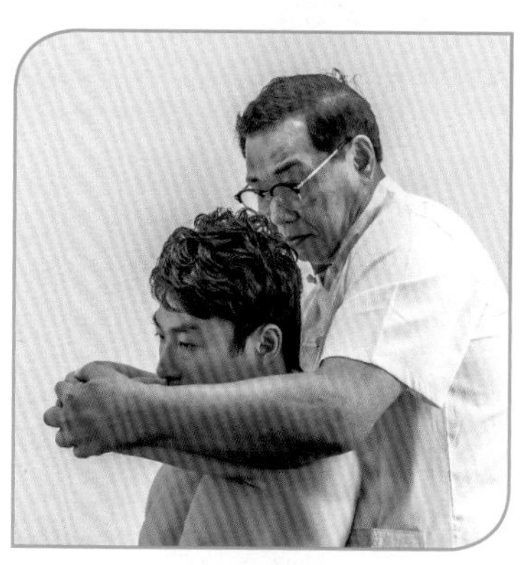

图 6–2–11　怀中抱月（跪势）

八、渔童拉网

1. 适应证　肩周炎。

2. 作用效果　放松肩关节周围的韧带和肌肉，松解锁骨、肩胛骨粘连。

3. 操作方法　患者取左侧卧位，双臂自然放松。医者跪于患者右侧，以左膝顶在患者右臀（作定点），双手抓住患者左手腕（作支点），用力向后拉，缓慢伸拔（作动力点），同时双膝顶压（图 6-2-12）。若患者右侧卧，则方向相反，动作相同（图 6-2-13）。

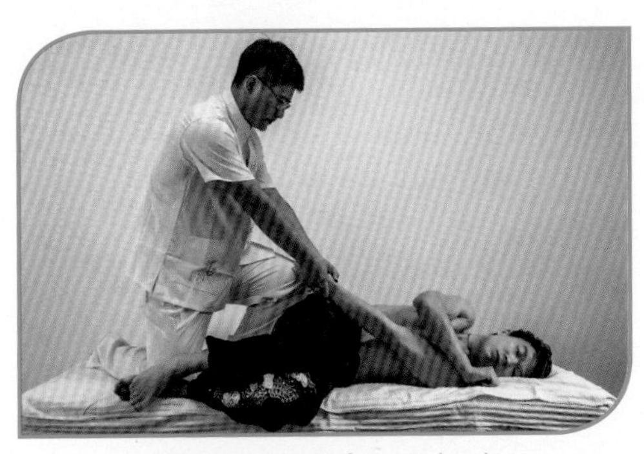

图 6-2-12　渔童拉网（一）

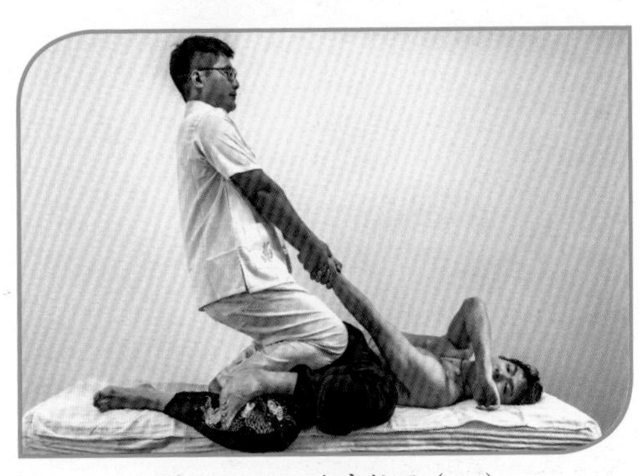

图 6-2-13　渔童拉网（二）

九、双雕扳背

1. 适应证 肩背痛、第 1 ～ 3 胸椎小关节紊乱症、胸椎错位。

2. 作用效果 放松颈肩背部的筋膜和肌肉，松解锁骨、肩胛骨、胸椎粘连，矫正第 1 ～ 3 胸椎错位、肩部高低不平和胸椎侧弯畸形。

3. 操作方法 患者取坐位，双腿伸直，双手交叉置于颈后。医者蹲在患者身后，双膝顶在第 1 ～ 3 胸椎患处（作定点），双手抱住患者双肘（作支点）。医者双手用力向内收的同时，双膝用力顶压（作闪动点），听到“咔嚓”声，则复位成功（图 6-2-14）。

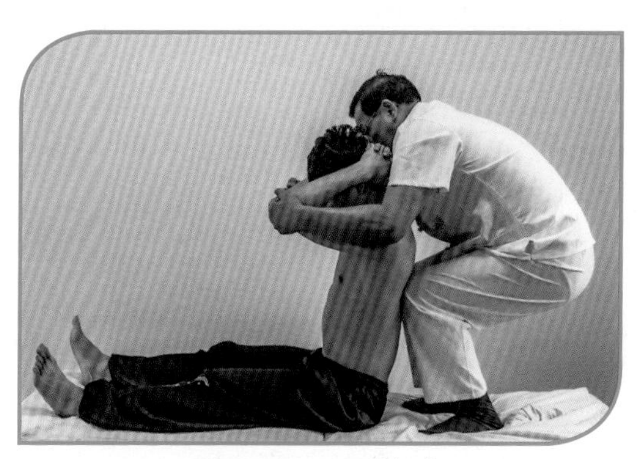

图 6-2-14 双雕扳背

十、缠枝顶柱

1. 适应证 肩背痛、第 4 ～ 6 胸椎小关节紊乱症、胸椎错位。

2. 作用效果 放松颈肩背部的筋膜和肌肉，松解锁骨、肩胛骨、胸椎粘连，矫正第 4 ～ 6 胸椎错位、肩部高低不平和胸椎侧弯畸形。

3. 操作方法 患者取坐位，双腿伸直，双手交叉置于颈后。医者蹲在患者身后，膝部顶在第4～6胸椎患处（作定点），双手穿过患者腋下抓住其手腕（作支点）。医者双手用力向内收的同时，双膝用力顶压（作闪动点），听到“咔嚓”声，则复位成功（图6-2-15，图6-2-16）。

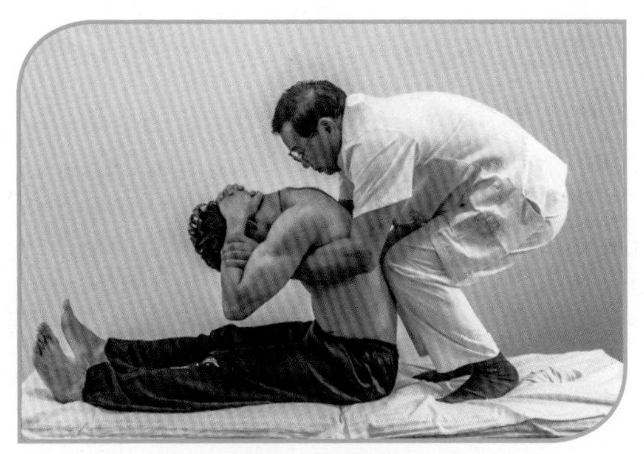

图6-2-15 缠枝顶柱（一）

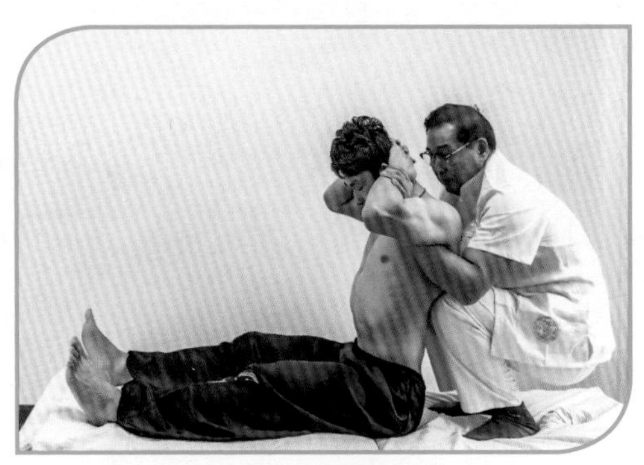

图6-2-16 缠枝顶柱（二）

十一、袖底撞心

1. 适应证 肩背痛、第7～9胸椎小关节紊乱症、胸椎错位。

2. 作用效果 放松背部的筋膜和肌肉，松解胸椎骨和筋粘连，矫正第 7～9 胸椎错位、肩部高低不平和胸椎侧弯畸形。

3. 操作方法 患者取坐位，双腿伸直，双手臂在胸前交叉。医者蹲在患者身后，双膝顶在第 7 ～ 9 胸椎患处（作定点），双手抓住患者双手腕（作支点）。医者双手用力向内收的同时，双膝用力顶压（作闪动点），听到“咔嚓”声，则复位成功（图 6-2-17，图 6-2-18）。

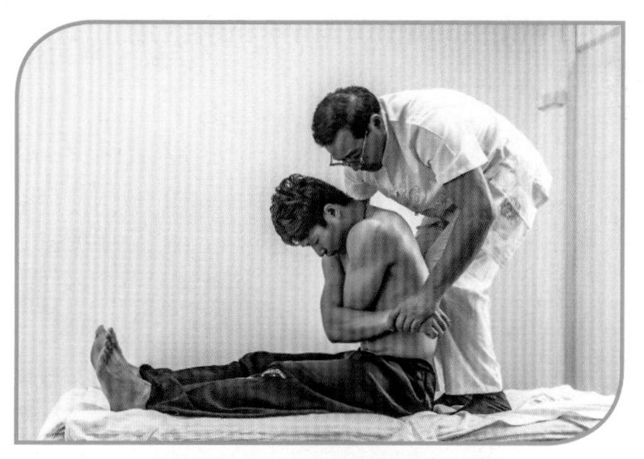

图 6-2-17　袖底撞心（一）

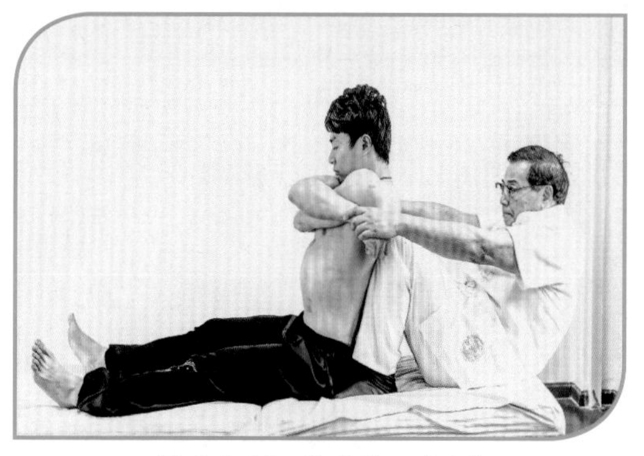

图 6-2-18　袖底撞心（二）

十二、膝撞山门

1. 适应证 肩背痛、第 10 ～ 12 胸椎小关节紊乱症、胸椎错位。

2. 作用效果 放松背部的筋膜和肌肉，松解胸椎粘连，矫正第 10 ～ 12 胸椎错位、胸椎侧弯畸形。

3. 操作方法 患者取坐位，双腿伸直，双手交叉置于腹前。医者蹲在患者身后，双膝顶在第 10 ～ 12 胸椎患处（作定点），双手抓住上臂（作支点）。医者双手用力向内收的同时，双膝用力顶压（作闪动点），听到“咔嚓”声，则复位成功（图 6-2-19，图 6-2-20）。

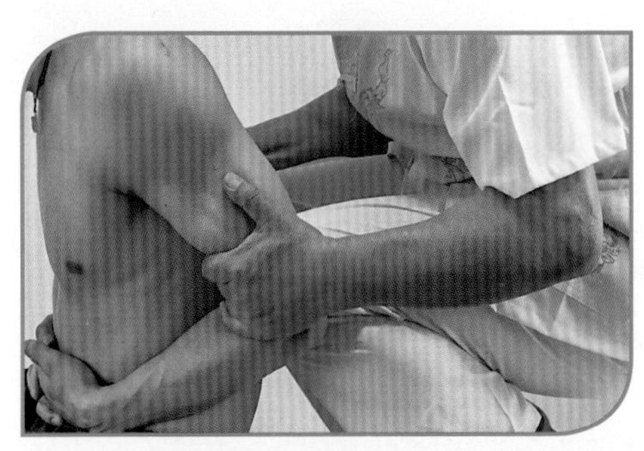

图 6-2-19 膝撞山门（一）

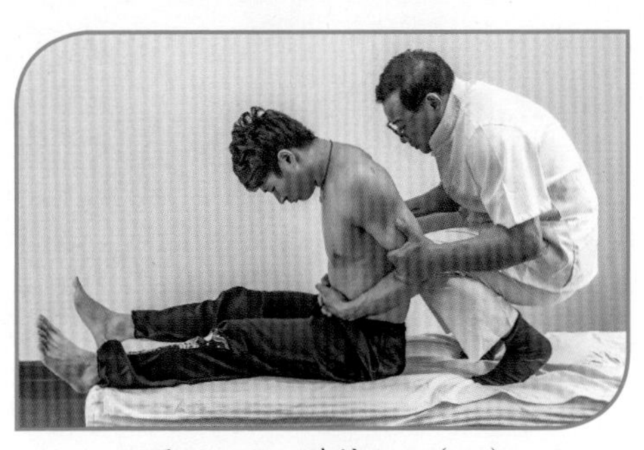

图 6-2-20 膝撞山门（二）

十三、倒拔杨柳

1. 适应证 肩周炎、背部肌肉劳损、胸椎错位、胸椎滑脱。

2. 作用效果 放松颈肩背部的筋膜和肌肉，松解锁骨、肩胛骨、胸椎粘连，矫正第 5 ～ 12 胸椎错位、肩部高低不平和胸椎侧弯畸形。

3. 操作方法 患者取坐位，双手交叉置于颈后。医者站于患者身后，双手臂与腋部夹住患者的双肘（作支点），双手交叉放在其上背部患椎处（作定点）。医者双手臂夹紧后，向后斜上方用力拉，双方身体均向后仰（作闪动力），听到“咔嚓”声，则复位成功（图 6-2-21，图 6-2-22）。

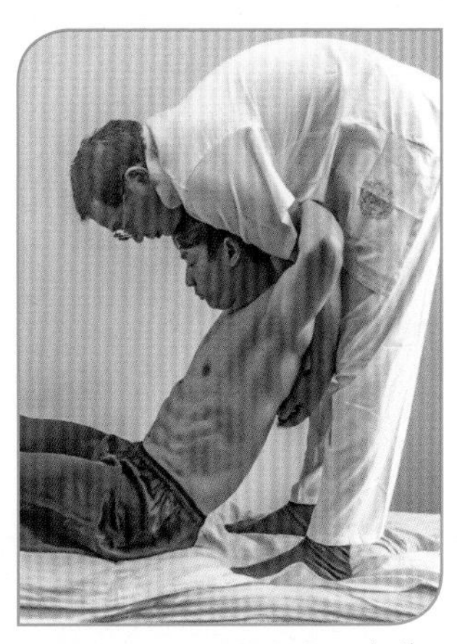

图 6-2-21 倒拔杨柳预备势

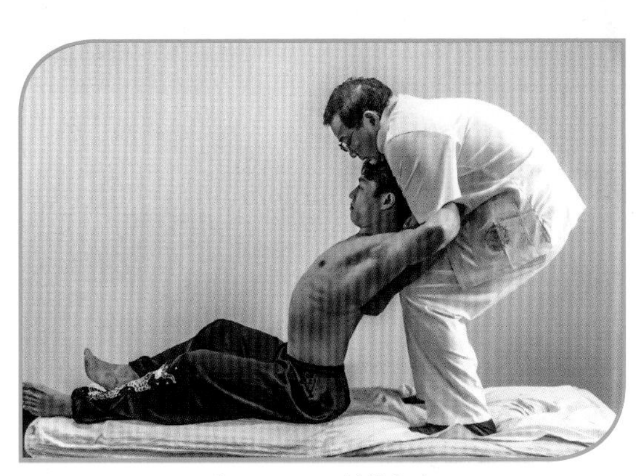

图 6-2-22 倒拔杨柳

注：双雕扳背、缠枝顶柱、袖底撞心、膝撞山门被称为治疗胸椎疾病的“四大金刚”，作用于背部深层肌肉——骶棘肌、横突棘肌、横突间肌、棘突间肌，可矫正胸椎错位和胸椎小关节紊乱，治疗肩背痛。倒拔杨柳、力士献碑、白猿献果为治疗胸椎疾病的“三仙斗力”，主治胸椎后凸、左右错位和滑脱，以及闪胸闷痛、胸部内伤和胸背部肌肉损伤。

十四、乌龙缠柱

1. 适应证 背部扭伤、胸椎错位、胸椎间盘突出症。

2. 作用效果 放松肩背部的筋膜和肌肉，松解锁骨、肩胛骨、胸椎粘连，矫正第 4 ～ 12 胸椎错位、肩部高低不平和胸椎侧弯畸形。

3. 操作方法 患者取坐位，双手交叉置于颈后。医者站立，右腿压在患者的右膝上方（作支点），右手抓住患者左上臂（作定点），左手按在患者胸椎患处（作动点）。左手向右用力，同时右手向右拉，使患者上身向右转（作闪动点），听到“咔嚓”声，则复位成功（图 6-2-23，图 6-2-24）。

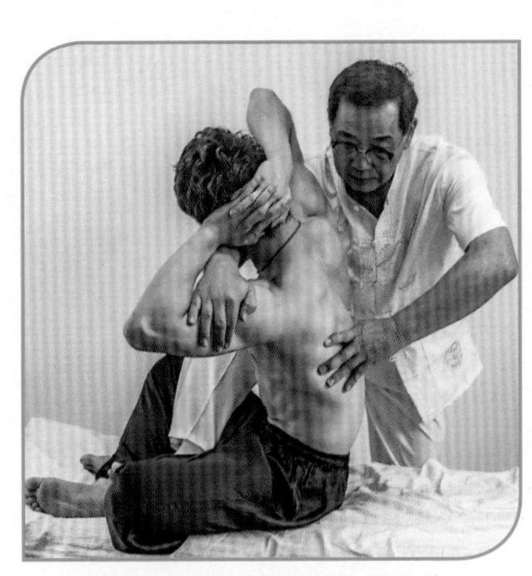

图 6-2-23　乌龙缠柱预备势

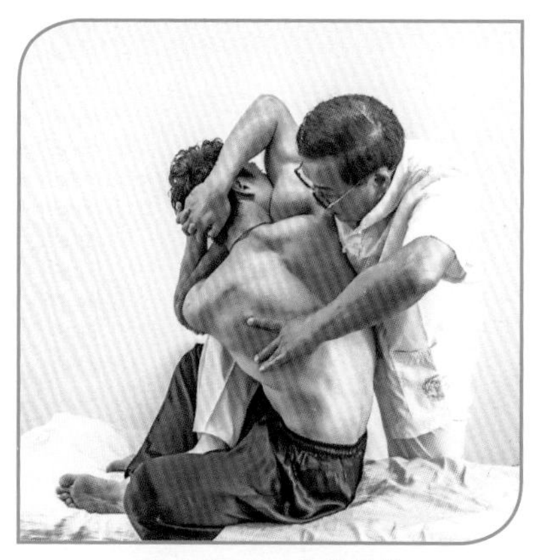

图 6-2-24　乌龙缠柱

十五、乌龙缠颈

1. 适应证　背部扭伤、胸椎错位、胸椎间盘突出症。

2. 作用效果　放松肩背部的筋膜和肌肉，松解锁骨、肩胛骨、胸椎粘连，矫正第 4 ～ 12 胸椎错位、肩部高低不平和胸椎侧弯畸形。

3. 操作方法　患者取坐位，双手交叉置于颈后。医者站立，右腿压在患者的右膝上方（作支点），右手穿过患者右腋下，抓住患者颈部（作定点），左手按在胸椎患处（作动点）。医者左手向右用力，右手向右拉，使患者上身向右转（作闪动点），听到“咔嚓”声，则复位成功（图 6-2-25，图 6-2-26）。

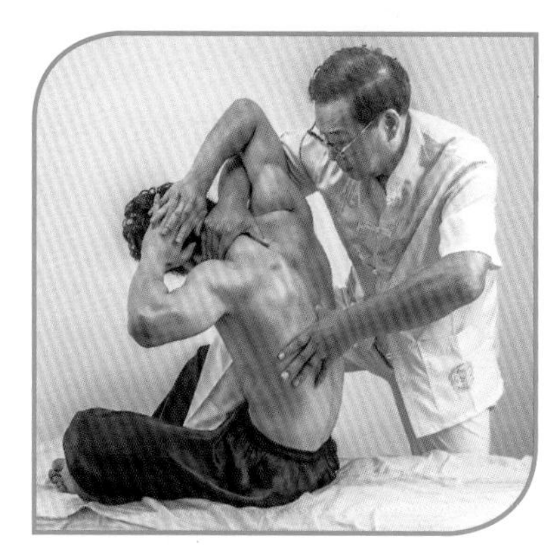

图 6-2-25　乌龙缠颈（一）

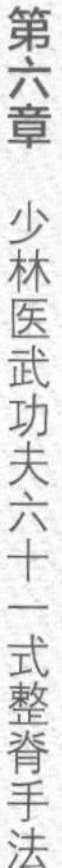

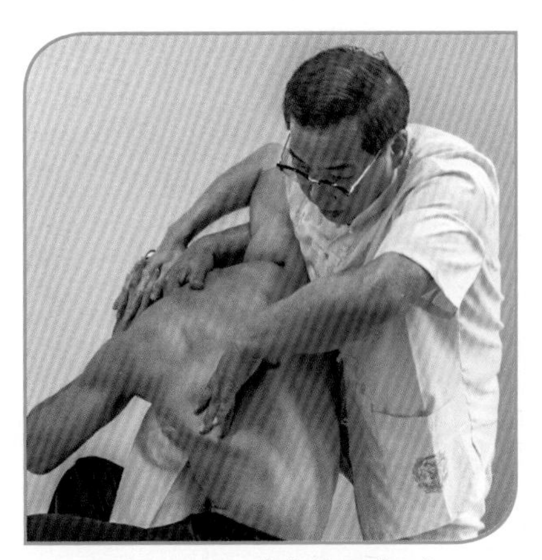

图 6-2-26　乌龙缠颈（二）

十六、倒骑仙骡

1. 适应证　肩周炎、背部陈旧伤、肩背痛。

2. 作用效果　放松颈肩背部的筋膜和肌肉，松解锁骨、肩胛骨、胸椎粘连，消除肩背部各种硬块、结节，缓解疼痛，矫正肩部高低不平和胸椎侧弯畸形。

3. 操作方法　患者取坐位，双腿伸直，双手交叉置于头后。医者面对患者站立，双脚夹住患者双膝（作定点），左手抓住患者右肘（作支点），右手掌按背部患处（作动点），双手用力使患者身体右转 3 次（图 6-2-27，图 6-2-28）。同样姿势，医者左手掌按患者背部，右手抓住患者左肘，双手用力使患者身体左转 3 次（图 6-2-29）。总之，该动作要求医者一手按住患者背部，另一手扶住其肘部，使患者一肘朝上、一肘朝下地左右转腰。

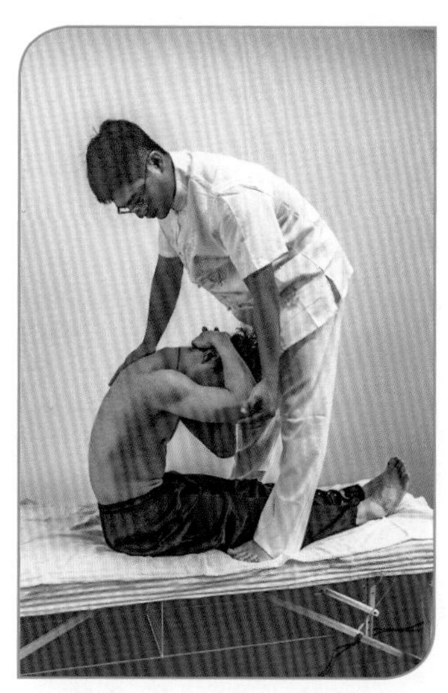

图 6-2-27 倒骑仙骡预备势

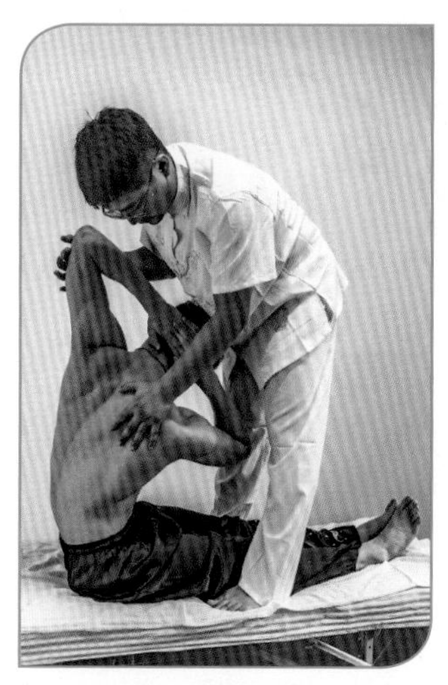

图 6-2-29 倒骑仙骡（左势）

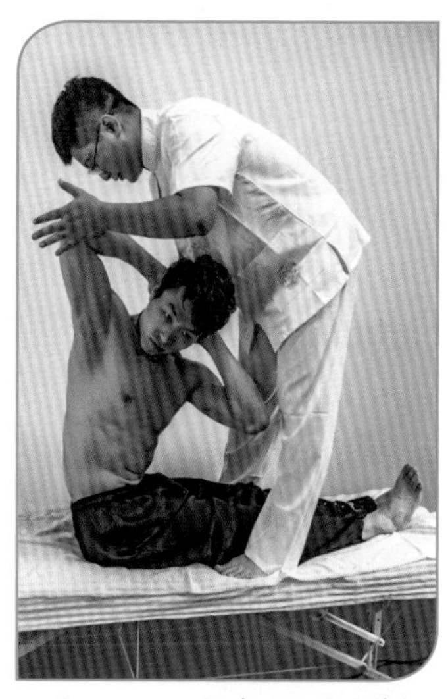

图 6-2-28 倒骑仙骡（右势）

十七、金蟾伏洞（单掌压背）

1. 适应证 胸壁挫伤、肋部肌肉损伤、胸椎错位或滑脱、胸椎间盘突出症、骨质增生、肩背痛。

2. 作用效果 松解颈椎粘连，缓解疼痛，整复椎间盘突出、小关节错缝。

3. 操作方法 患者取俯卧位，右颊面部贴于床上（作支点），医者右手掌根压在患者胸椎处，根据患病部位调整掌根的位置和角度（作定点），右脚尖勾住患者的右膝部，让患者下肢处于牵拉状态，医者右手掌压患椎，左手托住患者左肘，身体重心前移，下压与上托同时发力（作闪动力），使患椎在整复时发出“咔嚓”弹响声（图 6–2–30，图 6–2–31）。

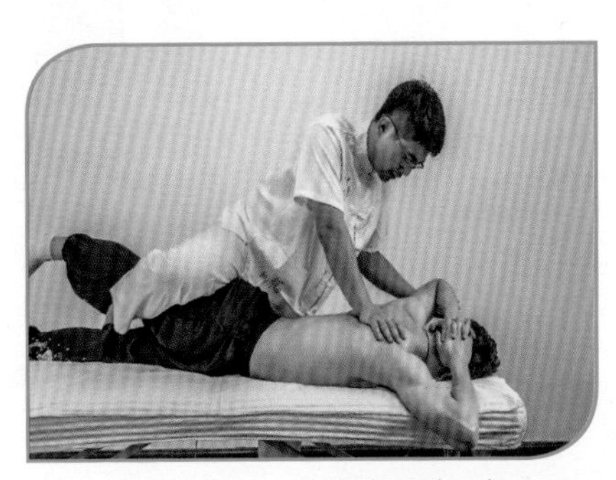

图 6–2–30 金蟾伏洞（一）

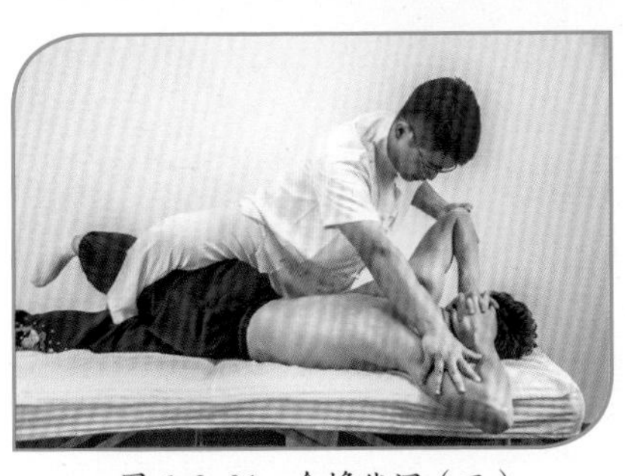

图 6–2–31 金蟾伏洞（二）

十八、登天拜佛

1. 适应证 颈椎病、落枕、肩周炎、肩锁关节挫伤、胸锁关节损伤、肩袖损伤、肩背痛。

2. 作用效果 放松颈椎、肩背部的筋膜和肌肉，松解锁骨、肩胛骨、胸椎粘连，矫正肩部高低不平。

3. 操作方法 患者取坐位，双手放在双膝上（作支点）。医者双膝跪于患者肩部（作定点），身体重心前移，双手压住患者的下肢，前后移动（作动点）（图 6–2–32）。

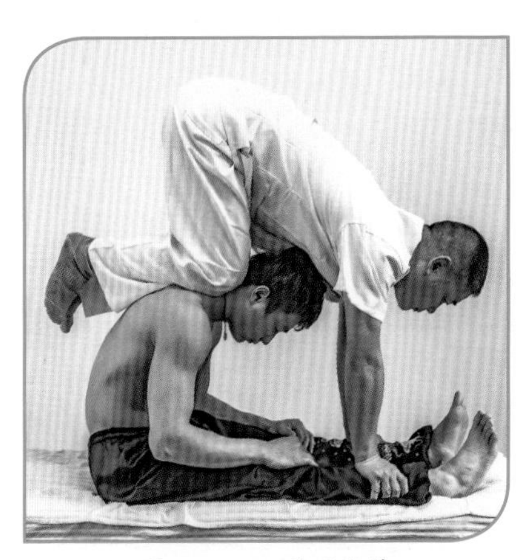

图 6–2–32 登天拜佛

第三节　腰骶部整脊十二式

腰骶腿部整脊十三式又称腰骶腿部动作十二式。

一、骑龙飞云

1. 适应证　慢性腰肌劳损、腰椎间盘突出症、急性腰扭伤。

2. 作用效果　整复腰椎，矫正腰椎侧弯畸形，促进骶部血液循环，缓解腰腿疼痛。

3. 操作方法　患者俯卧，双手交叉置于颈后。医者双手抓住患者双肘向上抬（作支点），使患者上身被抬起，腰椎受力（作定点）。接着令患者俯仰 3 次（上身作动点），再向左转 3 次，然后向右转 3 次（图 6–3–1，图 6–3–2，图 6–3–3）。

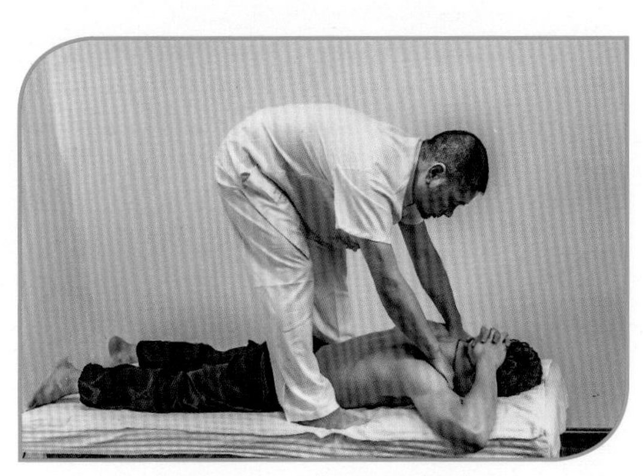

图 6–3–1　骑龙飞云（一）

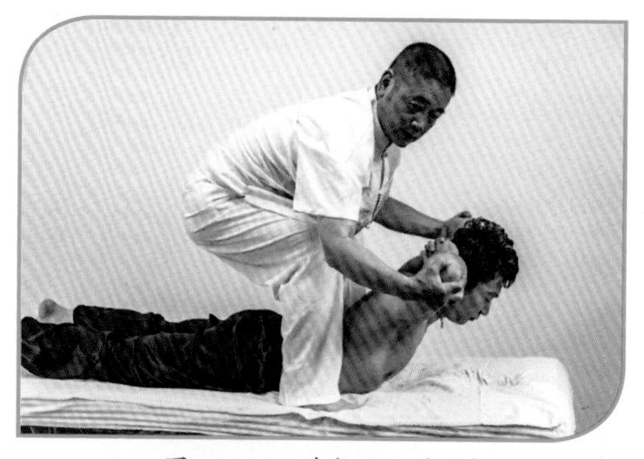

图 6-3-2　骑龙飞云（二）

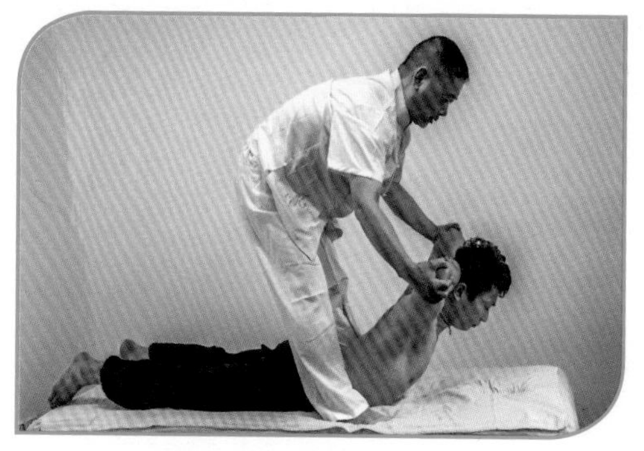

图 6-3-3　骑龙飞云（三）

二、铁牛耕地

1. **适应证**　腰肌劳损、腰椎间盘突出症。

2. **作用效果**　整复腰椎，矫正腰椎侧弯畸形，缓解腰部扭伤疼痛。

3. **操作方法**　患者俯卧，双臂向后伸直。医者坐在患者腰骶部（作定点），双手抓住患者双肩（作支点）。医者身体后仰的同时，双手用力抬起患者上身，向左、右摆动（作牵拉动点），反复 3 ～ 5 次（图 6-3-4，图 6-3-5，图 6-3-6）。

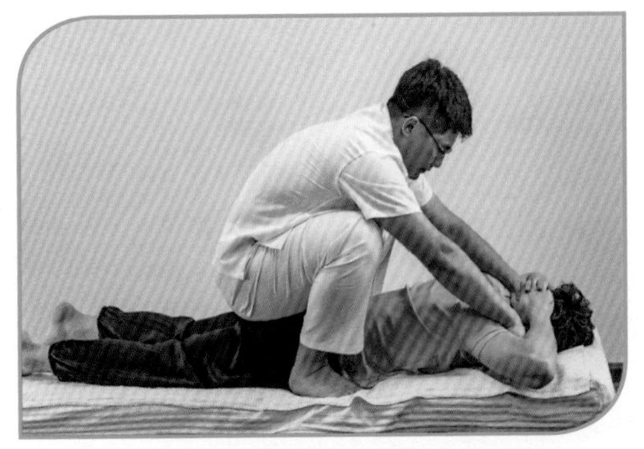

图 6-3-4　铁牛耕地（一）

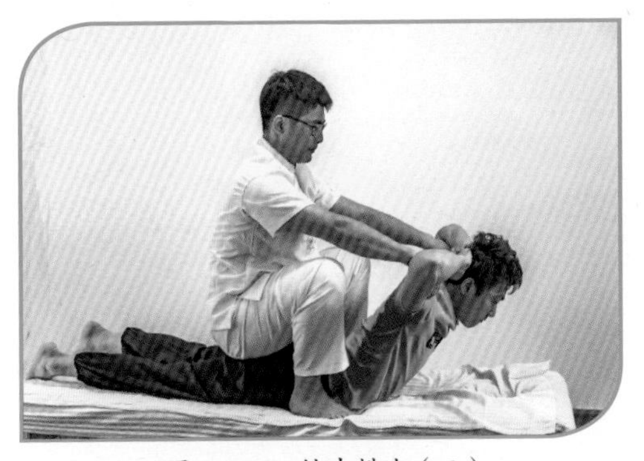

图 6-3-5　铁牛耕地（二）

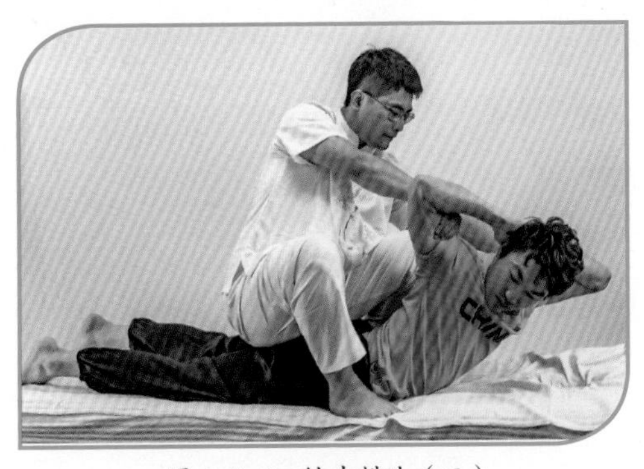

图 6-3-6　铁牛耕地（三）

三、倒盖金被

1. 适应证 胸腰椎间盘突出症、慢性腰肌劳损、腰腿痛、椎管狭窄症。

2. 作用效果 矫正脊柱失衡，消除全身疲劳，主动调节胸腰椎关节，整复小关节脱位，缓解腰腿疼痛。

3. 操作方法 患者取坐位，双膝微屈前伸，双手交叉置于上腹。医者蹲在患者身后，双膝顶在患者背部（作定点），双手抓住患者双侧前臂（作支点），然后身体向后仰，顺势将患者举起。医者用双臂和双膝支撑患者的体重（作牵引力），维持支撑动作 20 秒左右，要求患者配合深呼长吸 3 次以上（图 6–3–7，图 6–3–8，图 6–3–9）。

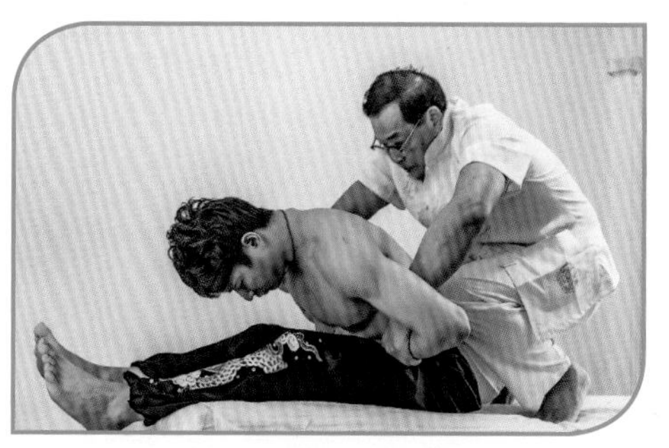

图 6–3–7 倒盖金被进行势（一）

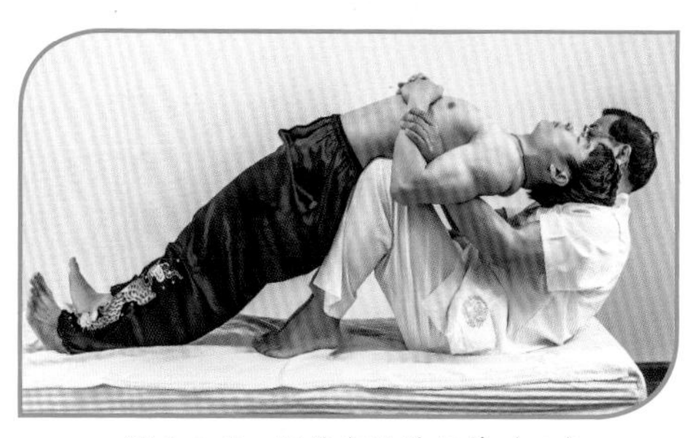

图 6–3–8 倒盖金被进行势（二）

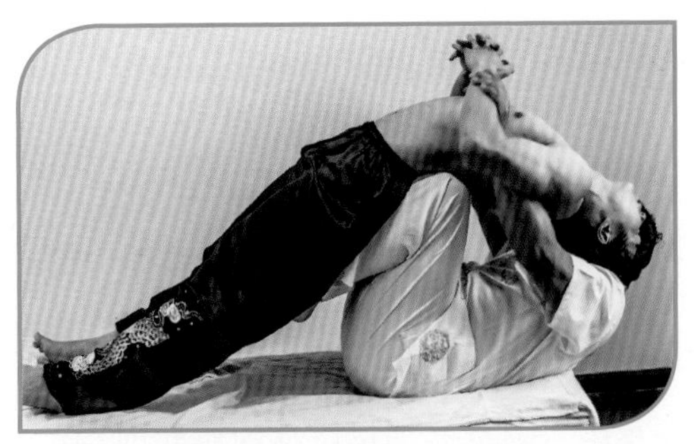

图 6-3-9　倒盖金被结束势

四、飞燕奔月

1. 适应证　腰椎间盘突出症、急性腰扭伤、腰肌劳损、腰椎关节滑膜嵌顿症、腰椎小关节紊乱症。

2. 作用效果　整复腰椎，矫正腰椎侧弯畸形，促进骶部血液循环，缓解腰腿疼痛。

3. 操作方法　患者俯卧，双小腿屈曲竖起，医者双手抓住患者两脚踝（作定点），缓慢上抬（作支点），当抬到最高点时停下，然后将其不断放下、抬起，使患者腰部受力，脊柱因顶压而抖动（作动点）（图 6-3-10，图 6-3-11）。

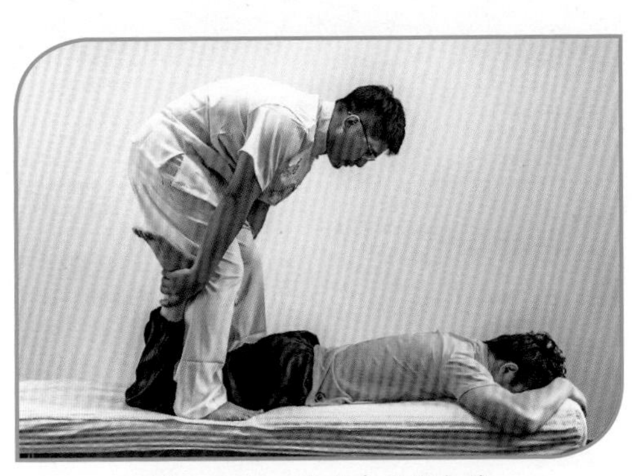

图 6-3-10　飞燕奔月预备势

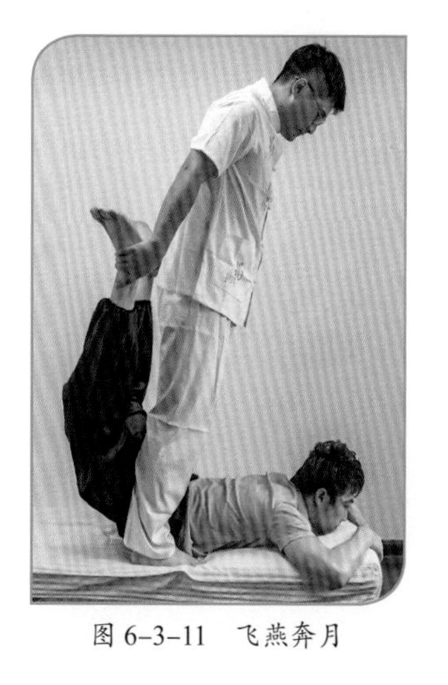

图 6-3-11　飞燕奔月

五、驾鹿过海

1. 适应证　腰肌劳损、腰椎间盘突出症、肩周炎。

2. 作用效果　整复腰椎，矫正腰椎侧弯畸形，促进骶部血液循环，缓解腰腿疼痛。

3. 操作方法　患者俯卧，双手交叉抱头，医者双脚分开，站在患者腰部两侧（作定点），双手抓住患者肩部用力向后拉（作支点），使患者上身向后仰（作动点），重复 3 次（图 6-3-12，图 6-3-13）。

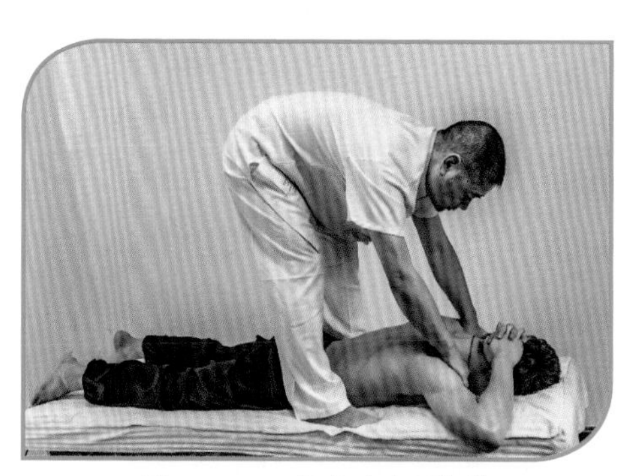

图 6-3-12　驾鹿过海预备势

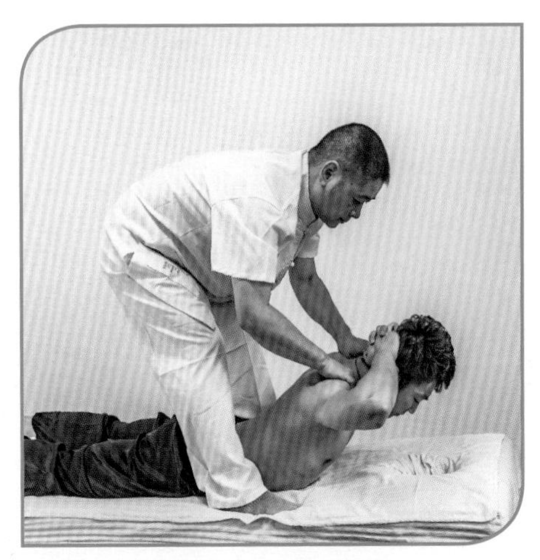

图 6-3-13　驾鹿过海

六、金刚抱琶

1. 适应证　胸腰椎侧弯畸形、慢性腰肌劳损、腰部扭伤、第 3 腰椎横突综合征。

2. 作用效果　整复第 5 ～ 12 胸椎和腰椎，矫正胸腰椎侧弯畸形，促进骶部血液循环，缓解腰腿疼痛和下肢麻木。

3. 操作方法

（1）患者俯卧，医者左手按在患者腰部患处（作支点），右手抱住其右腿，向医者身体方向牵拉（作定点），双手同时用力（作动点）（图 6-3-14）。

（2）患者俯卧，医者左膝顶在患者腰椎患处（作支点），双手抱住患者的右腿向医者身体方向牵拉（作定点），双手和左膝同时用力（作动点）（图 6-3-15）。

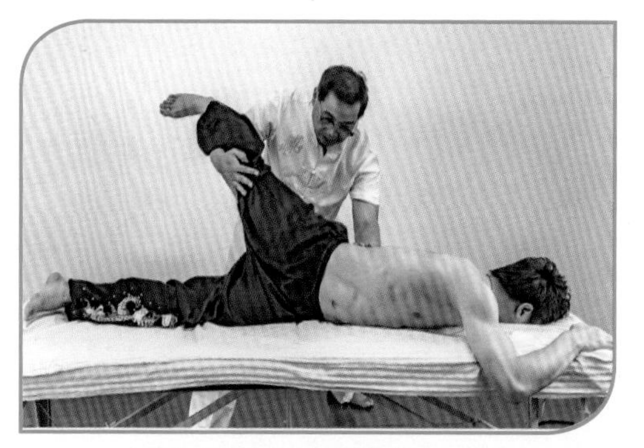

图 6-3-14　金刚抱琶（一）

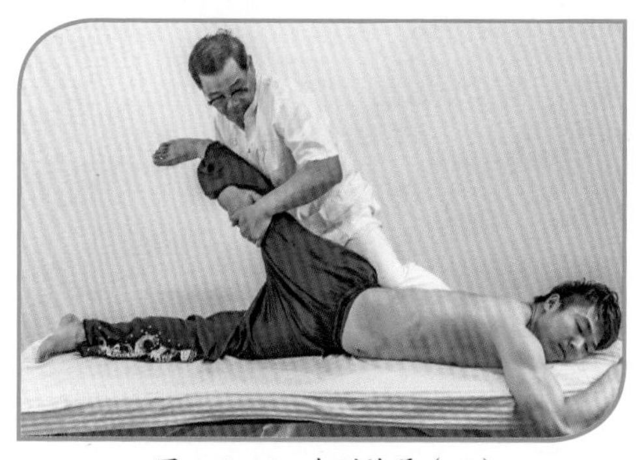

图 6-3-15　金刚抱琶（二）

七、蛟龙顶尾（顶膝正腰）

1. 适应证　腰肌劳损、腰椎间盘突出症。

2. 作用效果　整复第 1 ～ 5 腰椎，矫正腰椎侧弯畸形，促进骶部血液循环，缓解腰腿疼痛和下肢麻木。

3. 操作方法　患者俯卧，医者立于床旁，右手臂抱住患者右膝，向后侧方拉伸其下肢，左掌按压患者腰椎（作定点），然后右腿屈膝顶在患者大腿部（作支点），双掌重叠按压患椎（作动点），膝顶掌压同时发力，听到轻微“咔嚓”声，则复位成功（图 6-3-16，图 6-3-17）。

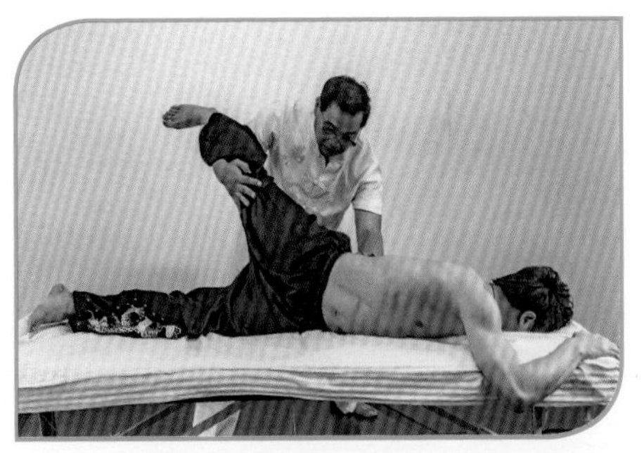

图 6-3-17　蛟龙顶尾（一）

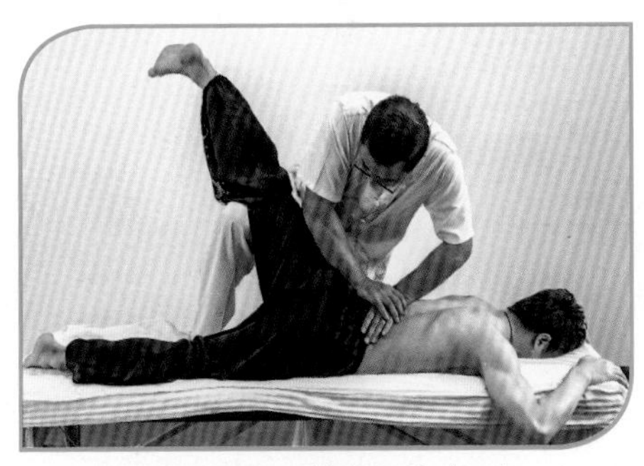

图 6-3-18　蛟龙顶尾（二）

八、霸王试弓

1. 适应证　慢性腰肌劳损、腰部扭伤、第 3 腰椎横突综合征。

2. 作用效果　整复腰椎，矫正腰椎侧弯畸形，缓解腰腿疼痛、下肢麻木。

3. 操作方法

（1）患者俯卧，医者左脚掌放在患者腰部患处（作支点），右手抓住患者右腿，左手抓住患者右手腕，双手向后拉，左脚向前蹬，手脚同时发力（作闪动力），听到“咔嚓”弹响声，则复位成功（图 6-3-18，图 6-3-19）。

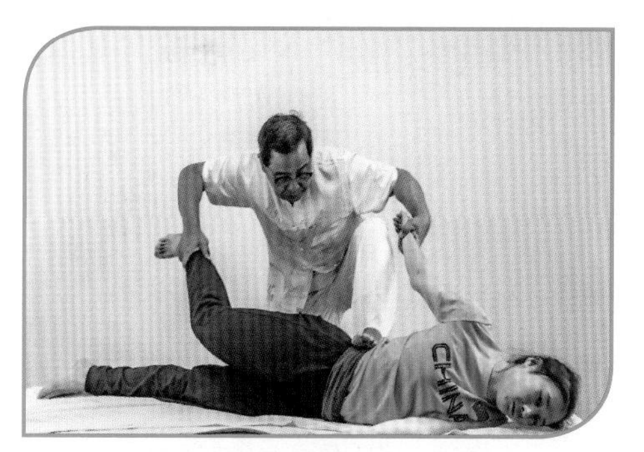

图 6-3-18　霸王试弓（一）

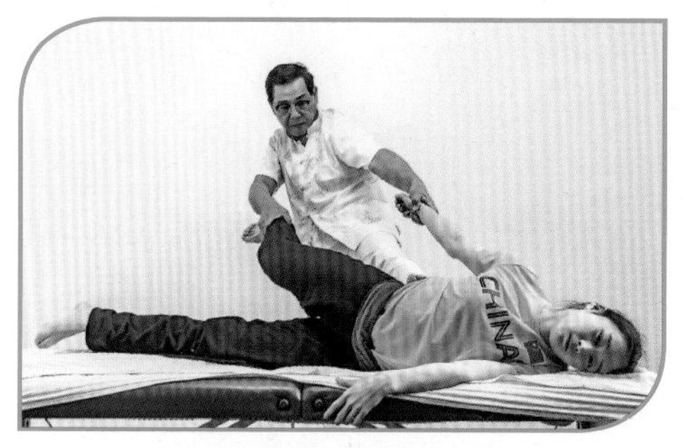

图 6-3-19　霸王试弓（二）

九、醉卧玉床

1. 适应证　腰椎间盘突出症、坐骨神经痛、腰肌劳损。

2. 作用效果　促进骶部血液循环，整复腰椎，矫正腰椎侧弯畸形，缓解腰腿疼痛、下肢麻木。

3. 操作方法　患者仰卧床上，双手交叉置于颈后，右腿弯曲压于左腿上。医者站于患者左侧，左手按患者右肘内侧（作支点），右手按其右膝外侧（作定点），双手同时用力下压，使患椎旋转（作闪动点），可听到关节复位时的“咔嚓”弹响声。如没有弹响声也可以，但要重复 2 ～ 3 次（图 6-3-20，图 6-3-21）。

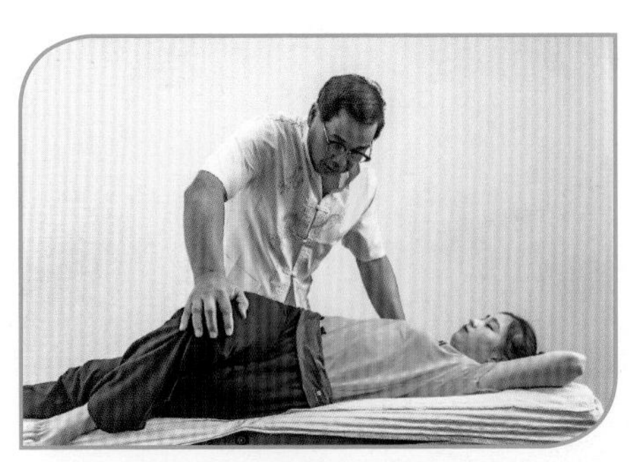

图 6-3-20 醉卧玉床预备势

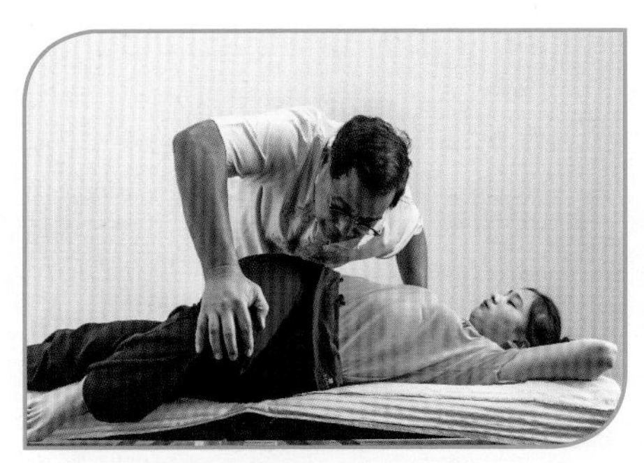

图 6-3-21 醉卧玉床

十、金蟾攀崖

1. 适应证 腰痛、尾骨痛、腰椎小关节紊乱症、椎管狭窄症、骶髂关节错缝、韧带扭挫伤、骶肌筋膜炎。

2. 作用效果 松解腰椎和骶髂关节粘连，消除腰骶部结节和软组织肿胀，纠正腰骶关节错缝，缓解神经被压引起的下肢酸痛、麻木，矫正腰椎侧弯畸形。

3. 操作方法 患者俯卧，双膝屈曲，医者双掌按在患者肩部（作支点），双脚站在患者腿部（作定点），然后双手移至腰部患椎处，同时用力下压（作闪动点），听到轻微“咔嚓”声，则复位成功（图 6-3-22，图 6-3-23）。

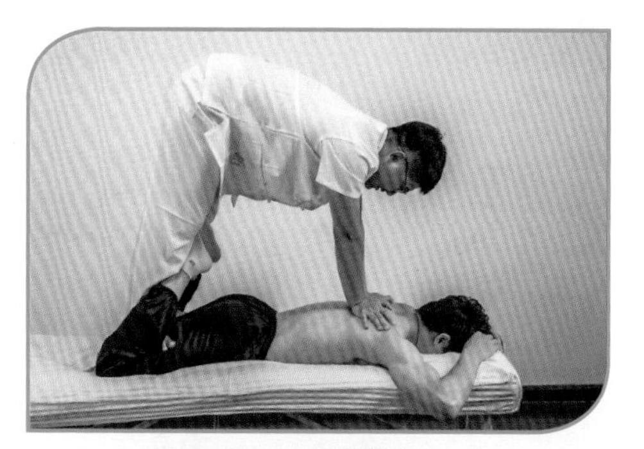
图 6-3-22　金蟾攀崖（一）

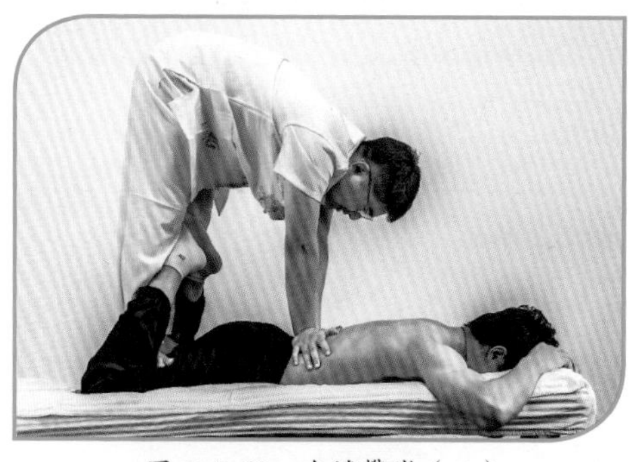
图 6-3-23　金蟾攀崖（二）

十一、铁拐转帘

1. 适应证　腰椎错位，腰椎间盘突出症，腰肌劳损，腰椎滑脱。

2. 作用效果　整复腰椎，矫正腰椎侧弯畸形，纠正关节错位和小关节脱位，缓解腰腿疼痛。

3. 操作方法　患者侧卧，左腿屈膝垂于床边，医者立于床旁，双腿夹位患者左腿，（作定点），左手从患者腋下穿过，拇指按压腰椎患处（作动点），右肘环抱患者髋关节（作动点）。医者肘、手同时用力，使患者上身向左有限度地旋转

（作闪动点），听到轻微“咔嚓”声，则复位成功（图 6–3–24，图 6–3–25，图 6–3–26）。

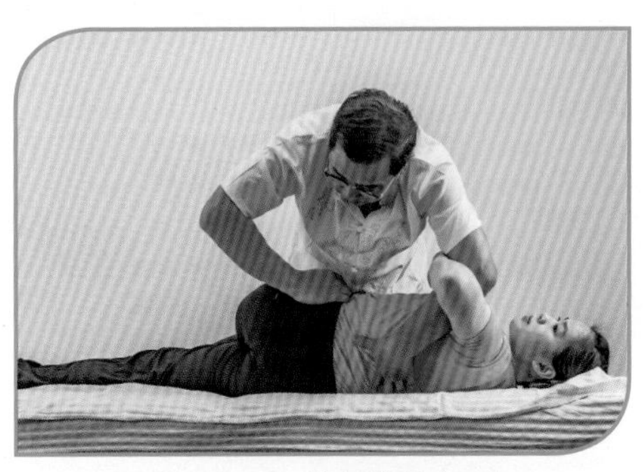

图 6–3–24　铁拐转帘（一）

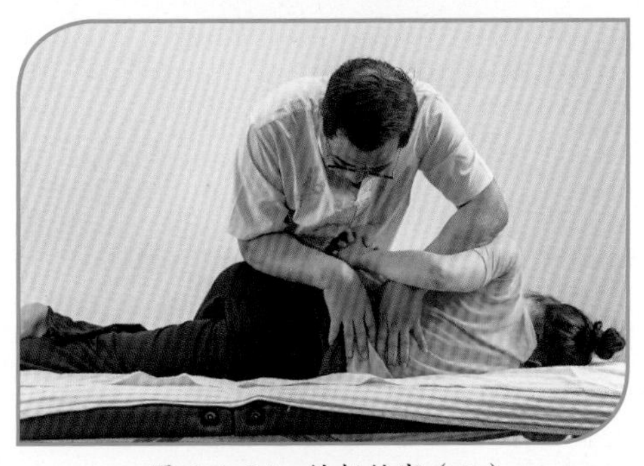

图 6–3–25　铁拐转帘（二）

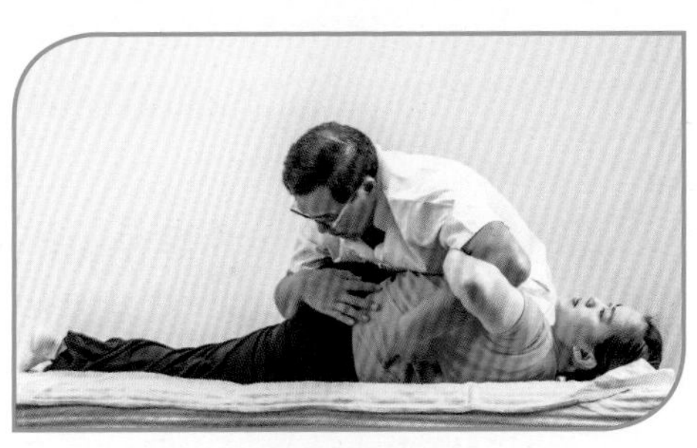

图 6–3–26　铁拐转帘（三）

十二、倒卷竹帘

1. 适应证 腰肌劳损、腰部扭伤、第3腰椎横突综合征、腰椎滑脱、腰椎间盘突出症。

2. 作用效果 促进骶部血液循环，整复腰椎，缓解腰腿疼痛、下肢麻木。

3. 操作方法 患者侧卧，医者立于床旁，右手按在患者髋部患处（作定点），左手抓住患者左手腕向后拉（作支点），右脚踩在患者右膝后部（作动点），医者手脚同时用力（作闪动点），听到轻微“咔嚓”声，则复位成功（图6-3-27，图6-3-28）。

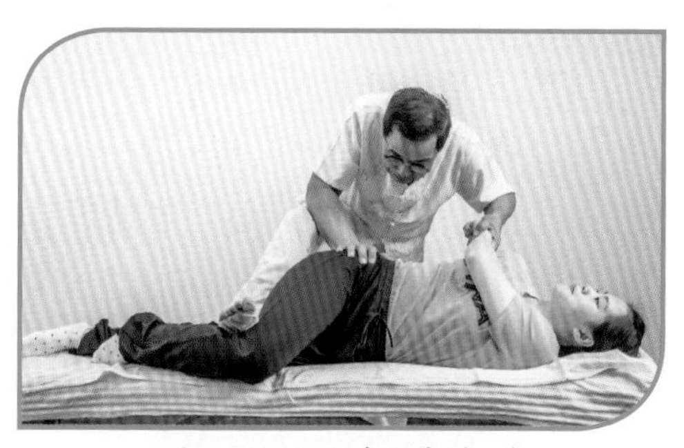

图6-3-27 倒卷竹帘（一）

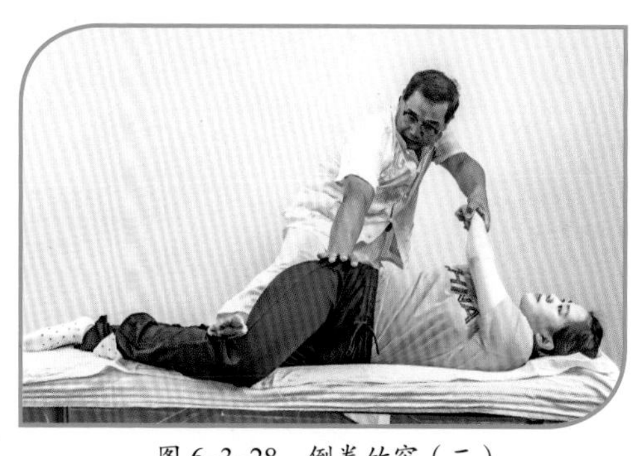

图6-3-28 倒卷竹帘（二）

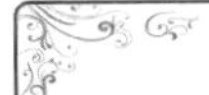

第四节　腿部整脊九式

腿部整脊九式又称腿部动作九式。

一、双蝎踩尾

1. 适应证　骶管狭窄症、腰椎间盘突出症、急性腰扭伤、腰肌劳损、腰椎滑膜嵌顿症、腰椎小关节紊乱症。

2. 作用效果　整复腰椎小关节，矫正骨盆变形，纠正腰椎错位和小关节脱位，促进骶部血液循环，缓解腰腿疼痛、下肢麻木。

3. 操作方法　患者俯卧，医者站在床上，右脚踩住患者骶部（作支点），双手抓患者双脚踝部（作定点）用力上提，右脚从骶部滑踩到腰部（作动点）。反复操作 5 ～ 8 次（图 6-4-1，图 6-4-2）。

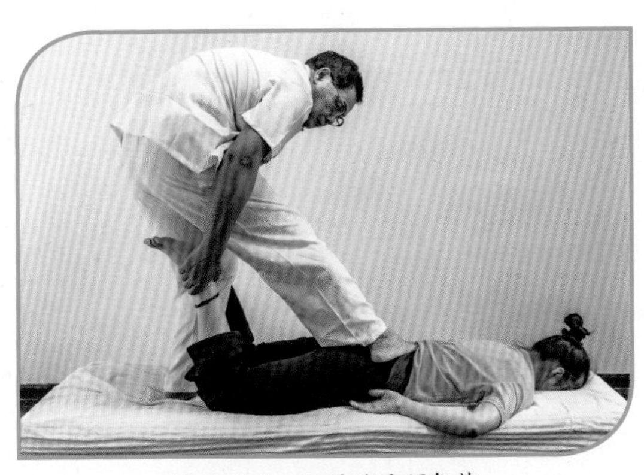

图 6-4-1　双蝎踩尾预备势

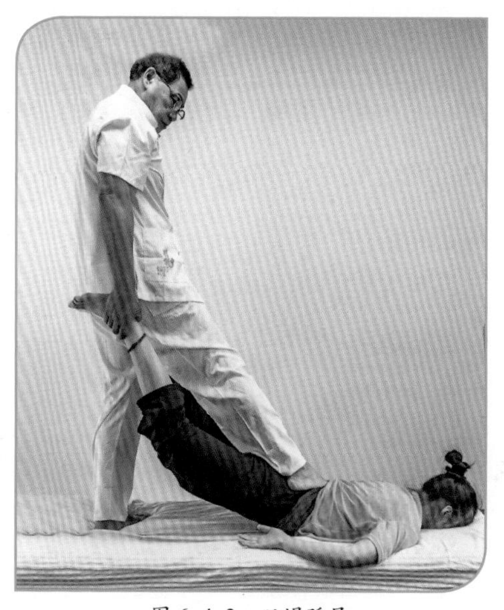

图 6-4-2　双蝎踩尾

二、倒骑野驴

1. 适应证　腰肌劳损、腰椎间盘突出症。

2. 作用效果　整复腰椎小关节，矫正腰椎侧弯畸形，促进骶部血液循环，缓解腰腿疼痛。

3. 操作方法　患者俯卧，双手放于头下，两腿屈曲。医者背向患者站立，双腿分开，身体屈膝下蹲，双手抓住患者双脚踝部（作定点），用力向上、向后提拉（作支点），使患者上身竖起，腰部伸直，重复 3 次（作动点），听到轻微“咔嚓”声，则复位成功（图 6-4-3，图 6-4-4，图 6-4-5）。

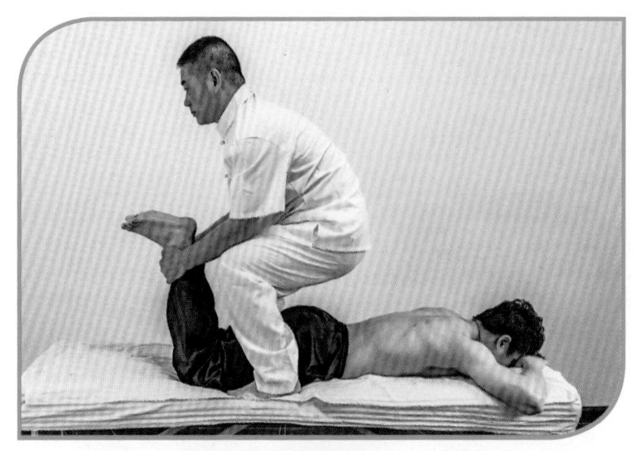
图 6–4–3　倒骑野驴（一）

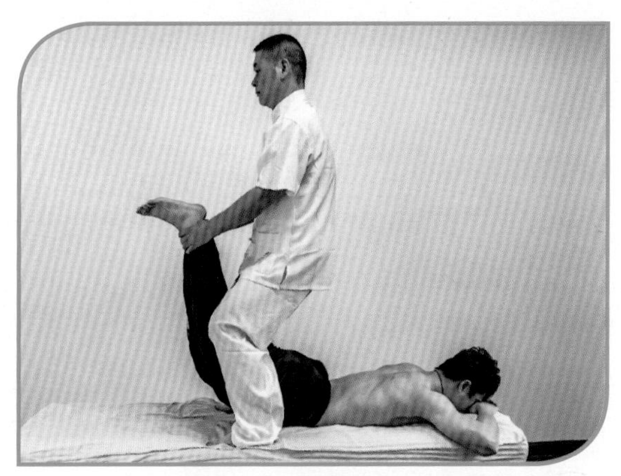
图 6–4–4　倒骑野驴（二）

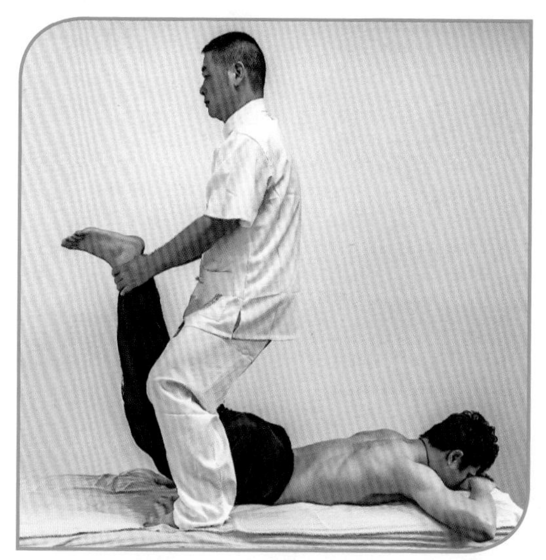

图 6-4-5　倒骑野驴（三）

三、霸王抱鼎

1. 适应证　腰肌劳损、急性腰扭伤、腰椎滑膜嵌顿症、椎管狭窄症、腰椎间盘突出症。

2. 作用效果　整复腰椎小关节和骶椎，矫正腰骶椎侧弯畸形、骨盆侧弯畸形，松解髋关节韧带和肌腱的粘连，增强腰骶肌肌力，促进腰骶部血液循环，预防股骨头坏死。

3. 操作方法　患者俯卧，双膝屈起。医者背向患者坐于其腰骶部（作定点），双腋夹住患者双脚，双手抱住患者双膝（作动点），用力将其抬起（作闪动点），使腰骶椎得到保护性复位（图 6-4-6，图 6-4-7）。

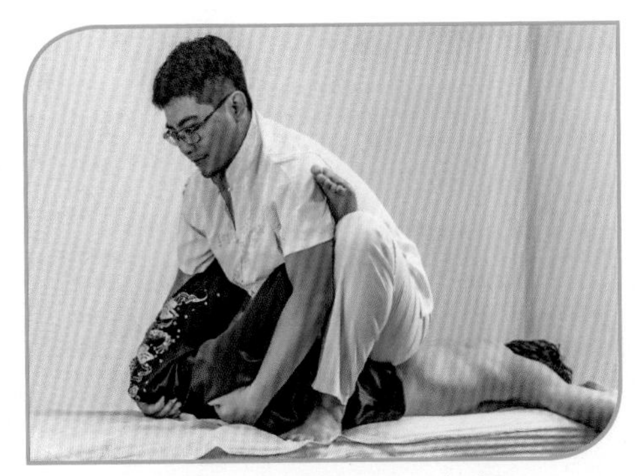

图 6-4-6　霸王抱鼎预备势

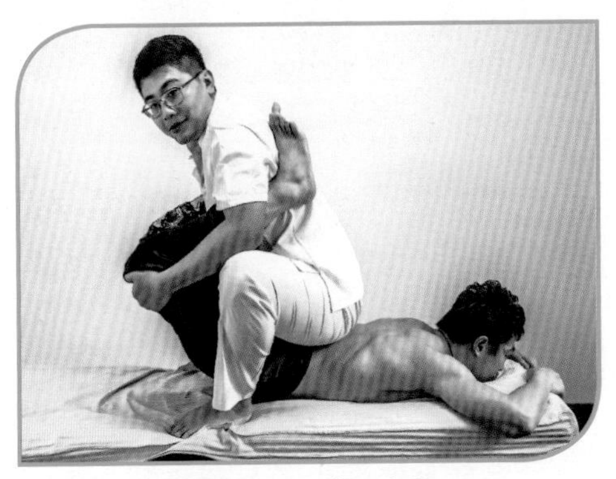

图 6-4-7　霸王抱鼎

四、颠箩筛谷

1. 适应证　髋关节滑囊炎、股内收肌损伤、坐骨神经痛、耻骨炎、股骨颈骨折后遗症、髋关节脱臼、股骨头坏死。

2. 作用效果　矫正骨盆侧弯畸形，松解髋关节韧带和肌腱的粘连，增强腰骶肌肌力，促进腰骶部血液循环，预防股骨头坏死。

3. 操作方法　患者仰卧，双腿屈膝外展，双脚掌心相对（作支点）。医者站在患者脚旁，双手抓住患者双膝（作定点），先向下压，再左右晃动髋关节（作动点）（图 6–4–8，图 6–4–9）。

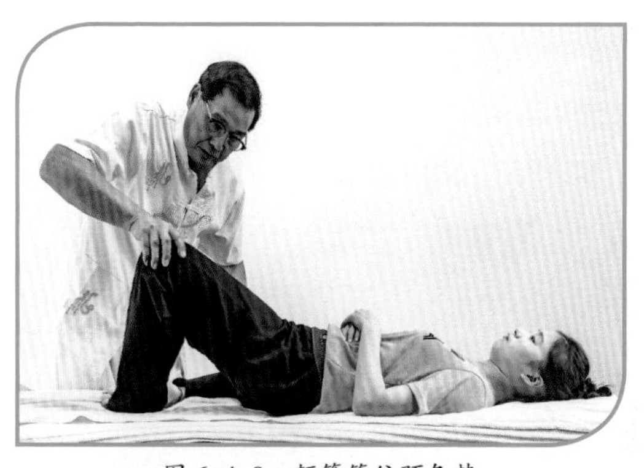

图 6–4–8　颠箩筛谷预备势

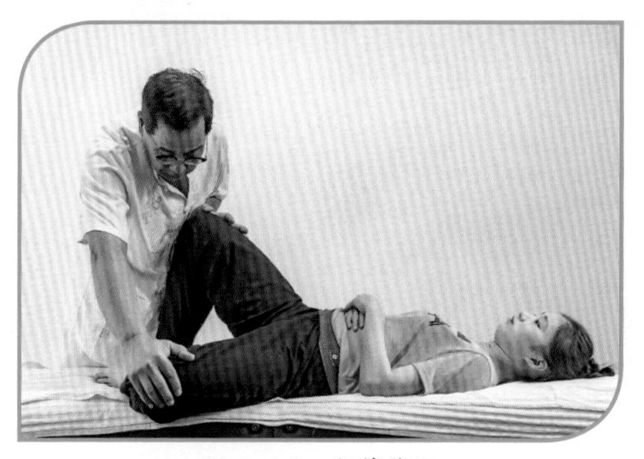

图 6–4–9　颠箩筛谷

五、跨牛耕地

1. 适应证　髋关节滑囊炎、坐骨神经痛、耻骨炎、股骨颈骨折后遗症、股骨头炎、腰椎椎管狭窄症。

2. 作用效果　矫正骨盆侧弯畸形，松解髋关节韧带和肌腱的粘连，增强腰骶肌肌力，促进腰骶部血液循环，预防股骨头坏死。

3. 操作方法

（1）患者仰卧，上身紧贴床上（作定点），医者左手抓住患者右脚踝，使大腿垂直于床面，右手按患者左膝，使其成直角，患者左脚踝部紧贴右侧膝部（图 6–4–10）。

（2）医者右腿跨过患者左腿并贴于其膝部，用力后伸使髋关节活动范围增大，同时医者左手抓住患者右脚踝向前推压，使其膝部伸直，医者手与腿反向用力（作动点），前后摇晃髋关节各 12 次（图 6–4–11）。

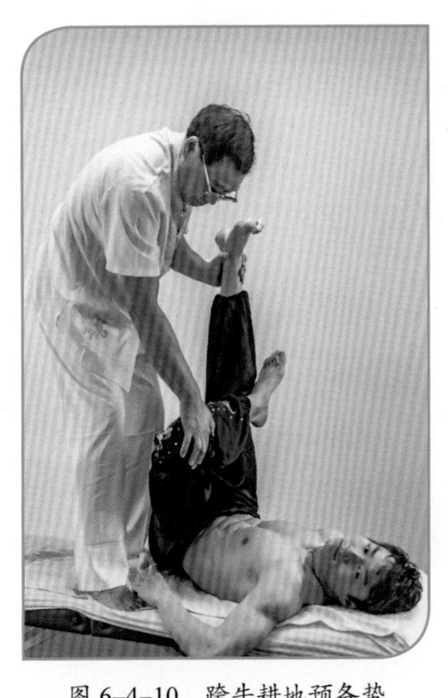

图 6–4–10 跨牛耕地预备势

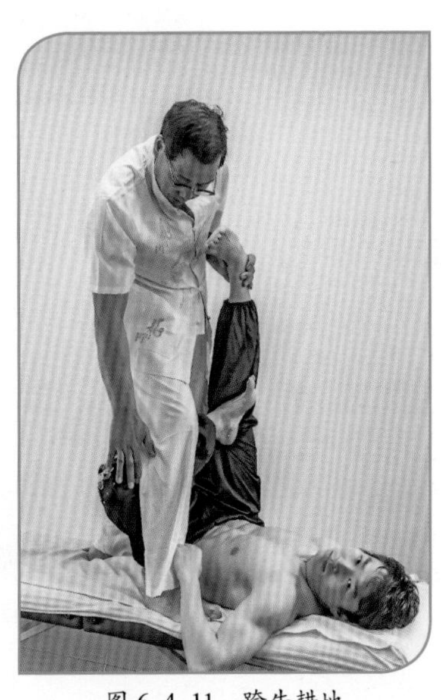

图 6–4–11 跨牛耕地

六、倒拉风舟

1. 适应证 髋关节滑囊炎、股内收肌损伤、坐骨神经痛、耻骨炎、股骨颈骨折后遗症、股骨头坏死、腰椎椎管狭窄症、腰椎滑脱症、腰椎间盘突出症。

2. 作用效果 矫正骨盆侧弯畸形，松解髋关节韧带和肌腱的粘连，增强腰骶肌肌力，促进腰骶部血液循环，预防股骨头坏死。

3. 操作方法 患者仰卧，肩部紧贴床上，身体悬空，双踝关节交叉贴于医者腹部（作定点），医者双膝顶住患者髋关节（作动点），双手抓住其双膝部（作支点）（图 6-4-12），用身体力量摇晃髋关节（作闪动点），左右各晃动 12 次（图 6-4-13）。

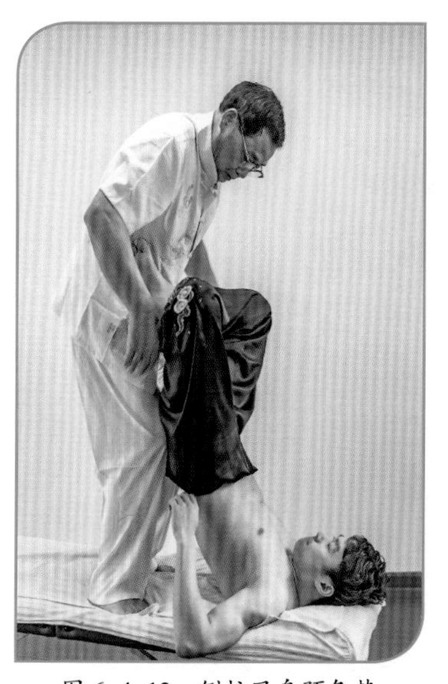

图 6-4-12 倒拉风舟预备势

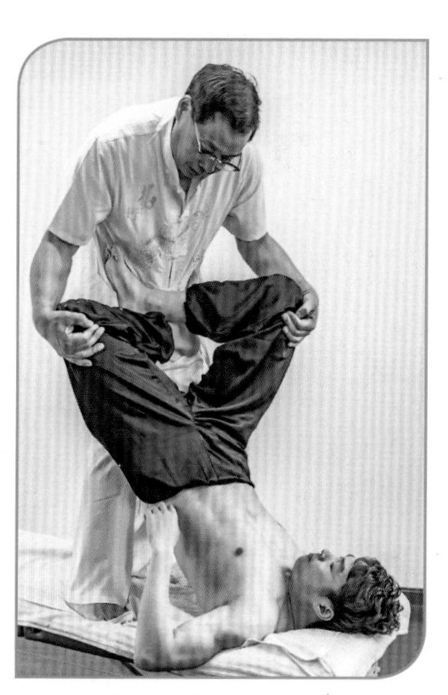

图 6-4-13 倒拉风舟

七、倒踢金钟

1. 适应证 腰椎小关节综合征、腰椎小关节紊乱症、腰椎滑膜嵌顿症、腰椎间盘突出症。

2. 作用效果 整复腰椎，矫正腰椎侧弯畸形，缓解腰腿疼痛、下肢麻木。

3. 操作方法 患者仰卧，双手交叉置于颈后，健侧下肢屈曲置于身前。医者立于床上，一手抓住患者患侧踝部（作支点），将患肢提起压在健肢膝部（作定点），然后将患肢向患者头部方向压，再用脚背轻踢其腰臀部（作动点）（图 6–4–14，图 6–4–15）。

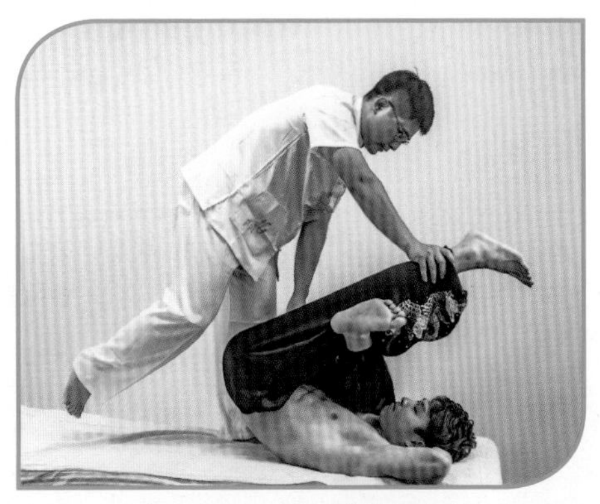

图 6–4–14　罗汉踢钟预备势

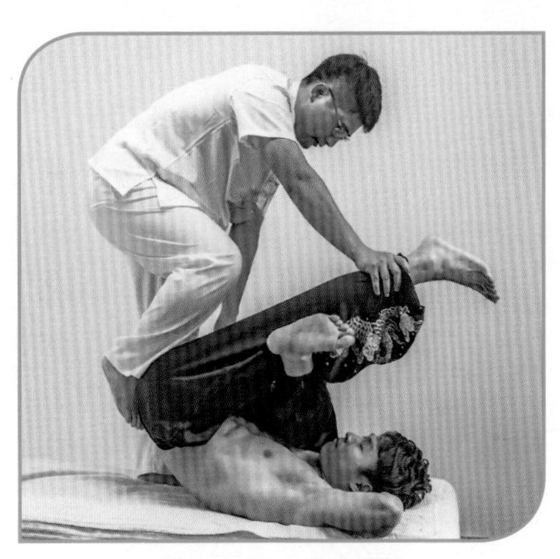

图 6–4–15　罗汉踢钟

八、吊挂皇牌

1. 适应证 腰肌劳损、腰部扭伤、第3腰椎横突综合征、腰椎滑脱症、腰椎间盘突出症。

2. 作用效果 整复腰椎，矫正腰椎侧弯畸形，缓解腰腿疼痛、下肢麻木。

3. 操作方法 患者仰卧，双脚踝部放于医者颈部两侧（作支点），医者双手抱住患者双膝部提起，以其腰部作定点，身体左右转动，各转动12次（作闪动点）（图6-4-16～图6-4-19）。

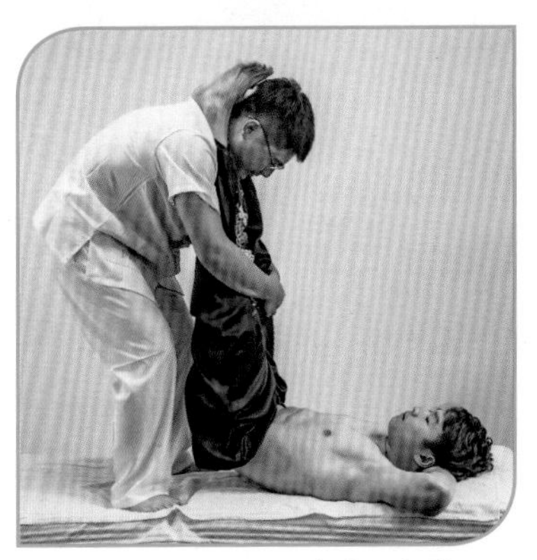

图6-4-16 吊挂皇牌预备势

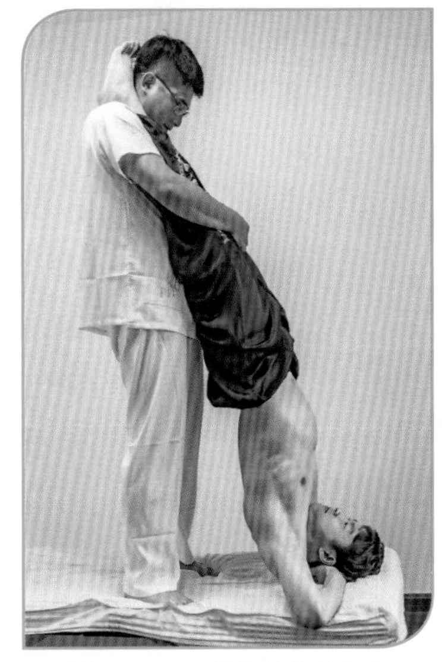

图6-4-17 吊挂皇牌上拉式

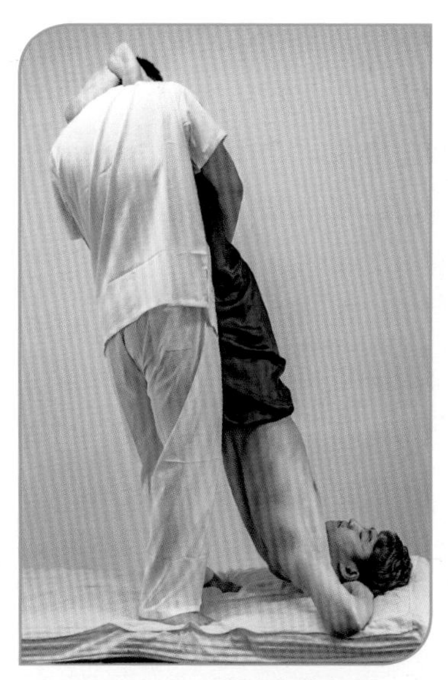

图 6-4-18　吊挂皇牌左转

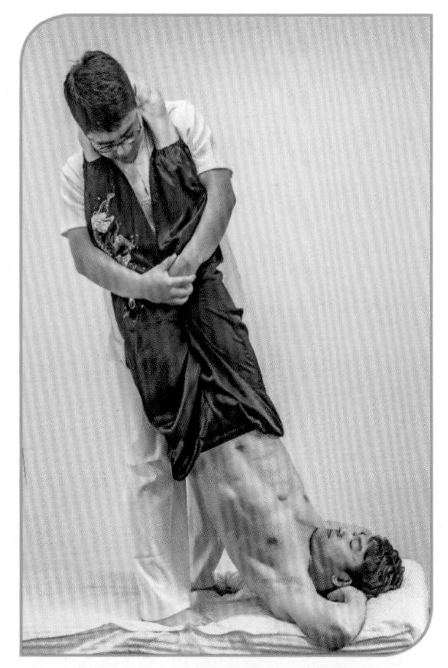

图 6-4-19　吊挂皇牌右转

九、倒吊葫芦

1. 适应证　腰椎小关节综合征、腰椎滑膜嵌顿症、腰椎滑脱症、腰椎间盘突出症。

2. 作用效果　整复腰椎，矫正腰椎侧弯畸形，缓解腰腿疼痛、下肢麻木。

3. 操作方法　患者仰卧，医者右手抓住患者的患侧踝部（作支点），将患肢提起；患者健侧下肢屈膝，小腿支在患侧膝上（作定点）。医者将患肢压向患者的头部，然后右手抓住右脚，左手托左侧膝部，持续 2 ～ 3 分钟（图 6-4-20 ～图 6-4-22）。

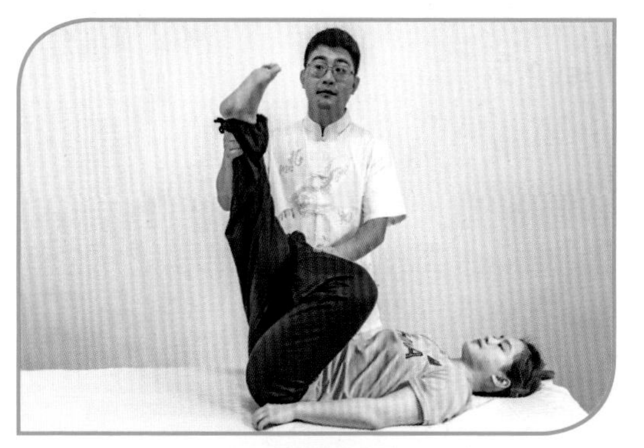

图 6-4-20　倒吊葫芦（一）

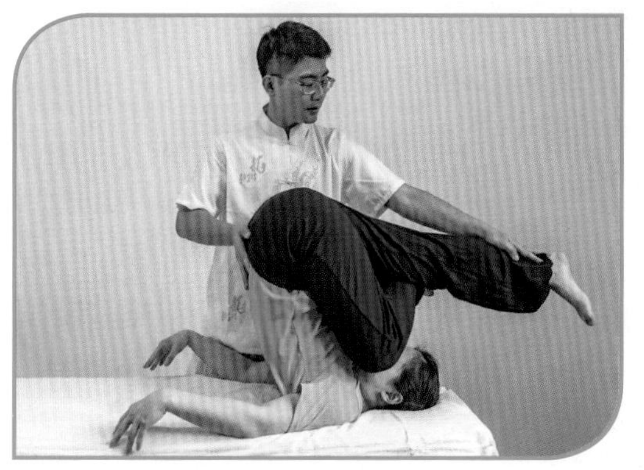

图 6-4-21　倒吊葫芦（二）

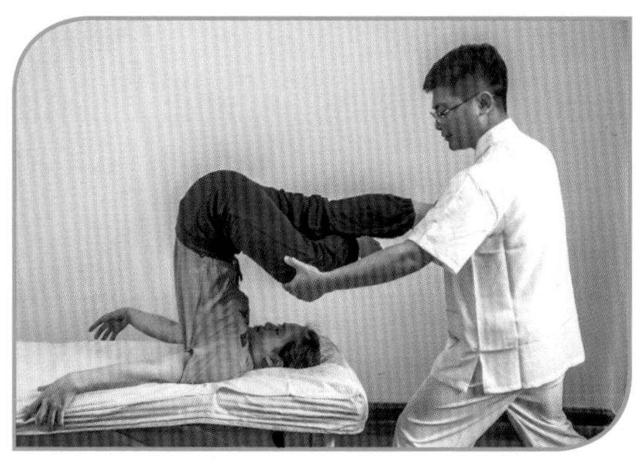

图 6-4-22　倒吊葫芦（三）

第五节　综合方法整脊六式

一、托腰架桥

1. 适应证　梨状肌综合征，股后肌群损伤，椎管狭窄症，腰椎韧带损伤，骶髂关节扭伤、错缝。

2. 作用效果　锻炼腹部和大腿部肌肉，提臀，减脂，促进血液循环，矫正骨盆倾斜和腰椎侧弯畸形，缓解腰腿疼痛。

3. 操作方法

（1）患者仰卧，双膝屈曲。医者双脚分开面对患者下蹲，右手扶住患者双膝（作支点），左手托住其臀部（作定点）（图 6–5–1）。

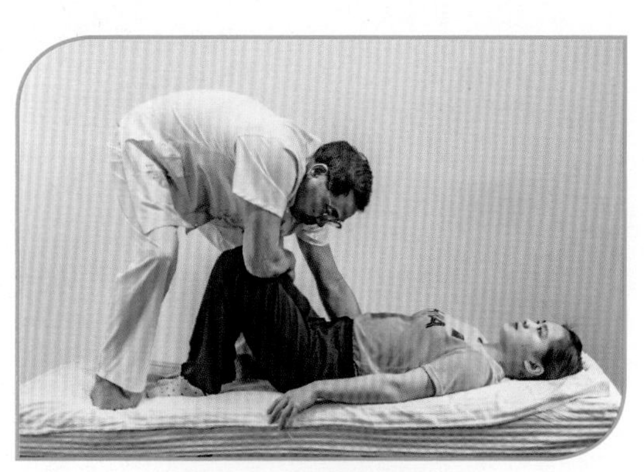

图 6–5–1　托腰架桥预备势

（2）医者右手臂向下按压患者双膝，左手将其臀部向上托，双手同时用力，使患者腰部拱起（作动点），重复 8 ～ 10 次（图 6-5-2）。

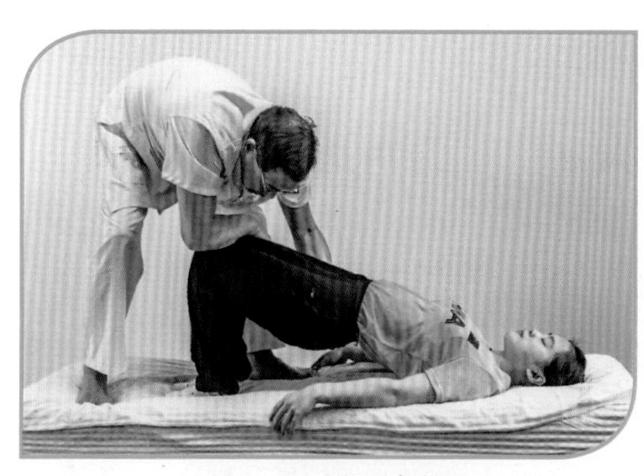

图 6-5-2　托腰架桥

二、飞虹横江

1. 适应证　梨状肌综合征、股后肌群损伤、椎管狭窄症、腰椎韧带损伤、骶髂关节综合征、骶髂关节错缝。

2. 作用效果　锻炼腹部和大腿部肌肉，提臀，减脂，促进血液循环，矫正骨盆倾斜和腰椎侧弯畸形，缓解腰腿疼痛。

3. 操作方法

（1）患者仰卧，双膝屈曲。医者双脚分开站于患者双腿旁，双膝夹住患者的双膝（作支点），双手交叉俯身托住患者腰部（作定点）（图 6-5-3）。

（2）医者双手用力上托，使患者腰部拱起（作动点），重复 8 ～ 10 次（图 6-5-4）。

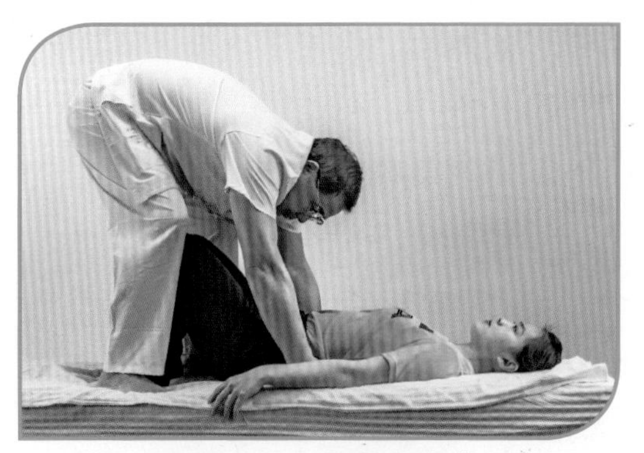

图 6-5-3　飞虹横江预备势

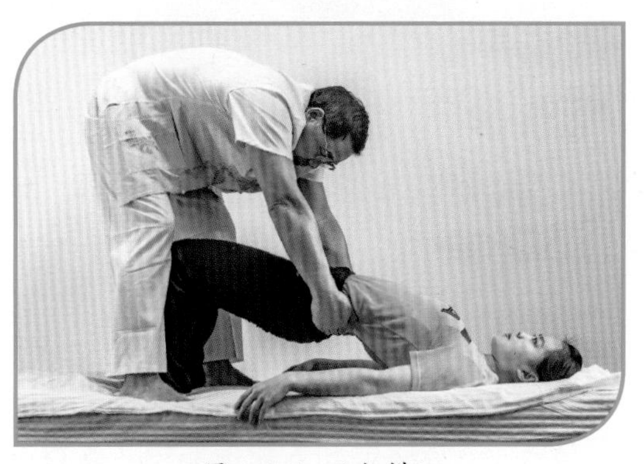

图 6-5-4　飞虹横江

三、双龙搅浪

1. 适应证　肩周炎、胸壁挫伤及扭伤、风湿性脊柱炎、腰肌劳损。

2. 作用效果　消除肩、胸、背部及腰部酸、痛、麻、胀感，缓解胸胁、下肢放射痛。

3. 操作方法　患者取坐位，双手交叉置于颈后。医者站于患者身后，双臂夹紧患者上肢，双手握拳顶在患椎棘突上（作支点）。医者双手用力将患者上身抬起并向上拔伸（作定点），然后使其左右旋转（作闪动点），听到轻微“咔嚓”声，则复位成功（图 6–5–5，图 6–5–6）。

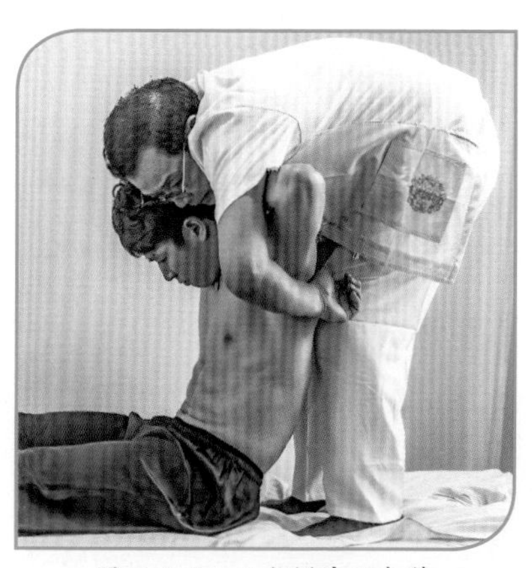

图 6–5–5 双龙搅浪预备势

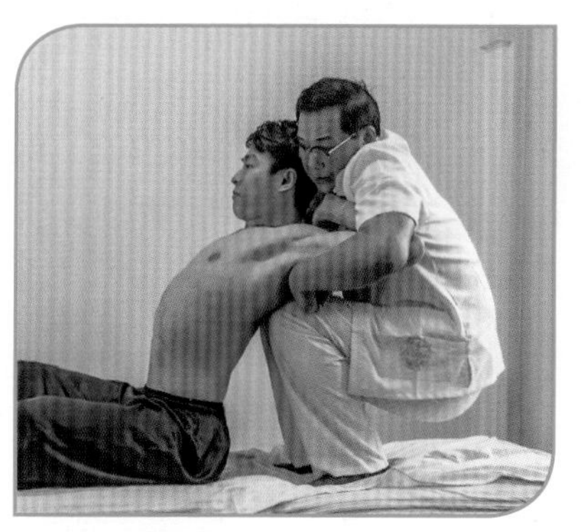

图 6–5–6 双龙搅浪

四、龙顶虎腰（倒抱顶腰）

1. 适应证 胸腰椎间盘突出症、腰肌劳损、腰腿痛、椎管狭窄症。

2. 作用效果 消除疲劳，调节胸、腰椎关节，纠正小关节脱位，缓解腰腿疼痛。

3. 操作方法

（1）患者仰卧，双手交叉置于颈后，双脚勾于医者的颈部（作支点）（图 6–5–7）。医者双手抱住患者大腿部，膝盖顶在患者腰部（作定点）（图 6–5–8）。

（2）医者身体向后仰卧于床上，顺势将双膝盖顶在患者腰部，患者仍双手抱颈，尽量放松肩背部和腰骶部（图 6–5–9）。

（4）医者在顶住患者腰部的同时，两下肢托住患者背部，前后移动 10 次（作闪动点）（图 6–5–10）。

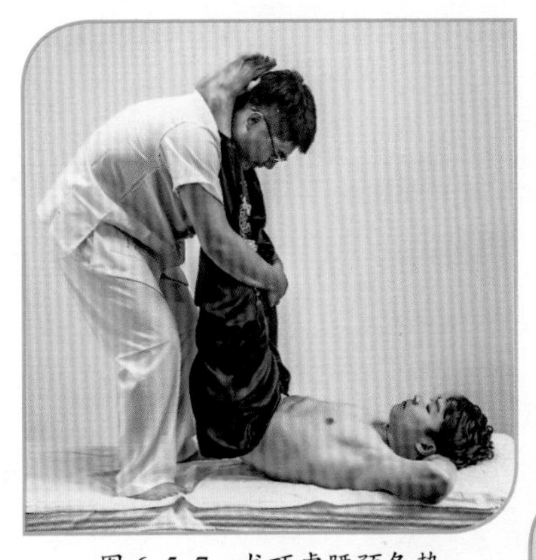

图 6–5–7　龙顶虎腰预备势

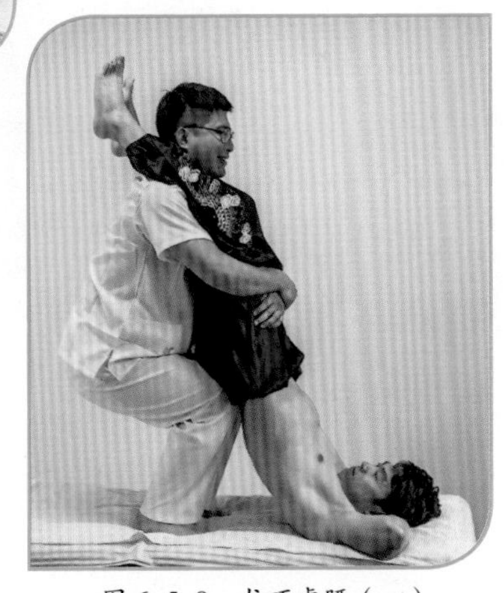

图 6–5–8　龙顶虎腰（一）

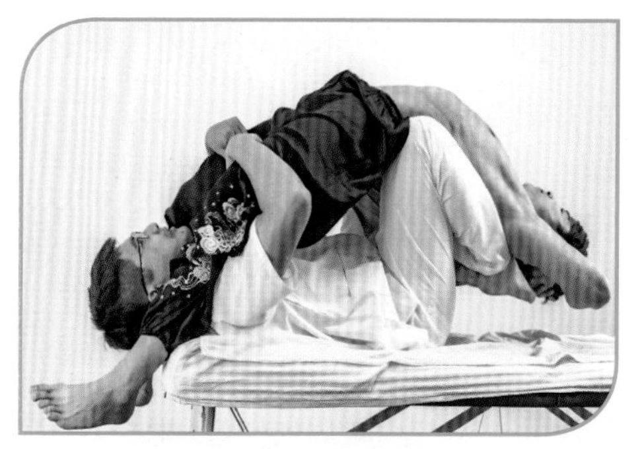

图 6-5-9　龙顶虎腰（二）

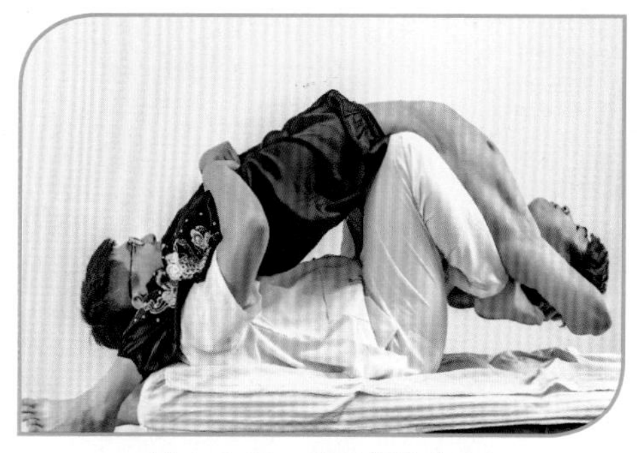

图 6-5-10　龙顶虎腰（三）

五、霸王射弩

1. **适应证**　腰肌劳损、腰部扭伤、第 3 腰椎横突综合征。

2. **作用效果**　整复腰椎，矫正关节错位和小关节脱位，促进骶部血液循环，矫正腰椎侧弯畸形，缓解腰腿疼痛、下肢麻木。

3. **操作方法**　患者俯卧，医者右脚踩在患者腰部患处（作支点），双手抓住患者右脚踝和左手腕（作定点），双手同时向后拉伸，同时右脚下蹬其腰部（作动点）（图 6-5-11，图 6-5-12）。

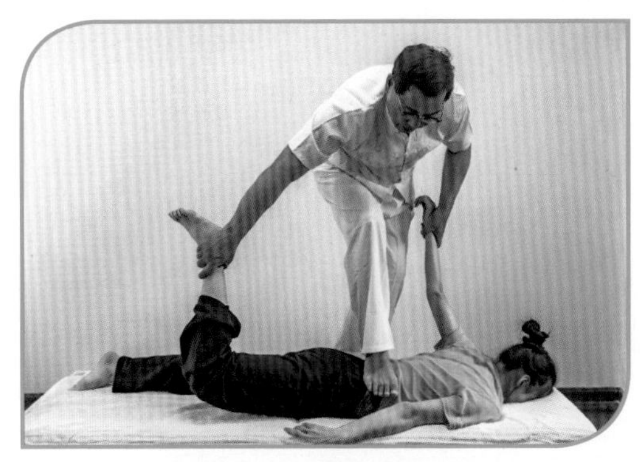
图 6-5-11　霸王射弩（一）

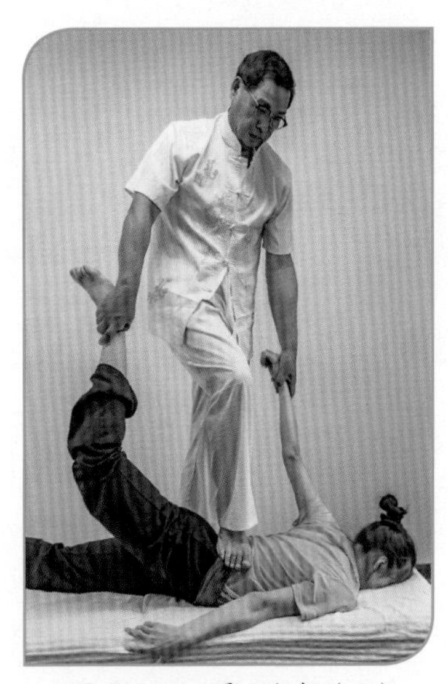
图 6-5-12　霸王射弩（二）

六、布袋罗汉

1. 适应证　肩周炎、腰骶疼痛、腰椎小关节综合征、椎管狭窄症、骶髂关节错缝、韧带扭挫伤、骶肌筋膜炎。

2. 作用效果　松解腰椎和骶髂关节粘连，消除腰骶部结节、硬块和软组织肿胀，缓解下肢酸痛、麻木，矫正腰椎侧弯畸形。

3. 操作方法 患者仰卧，双腿屈曲交叉，医者面向患者站立，双手抓住其手腕部（作支点），双膝顶住患者双脚（作定点）（图 6-5-13），然后医者向上、向后拉（作动点），使患者上身抬起，脱离床面（图 6-5-14）。

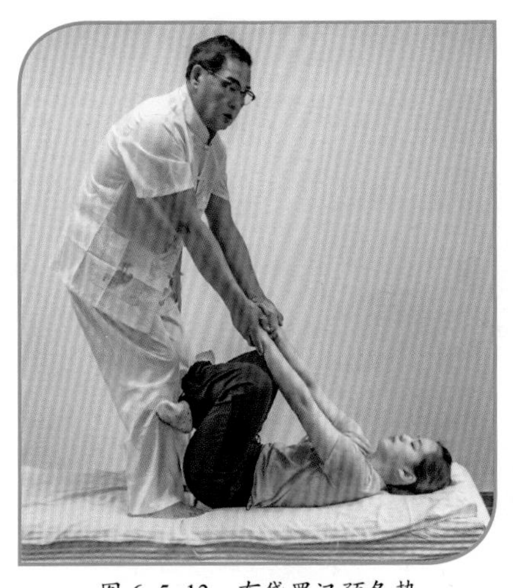

图 6-5-13 布袋罗汉预备势

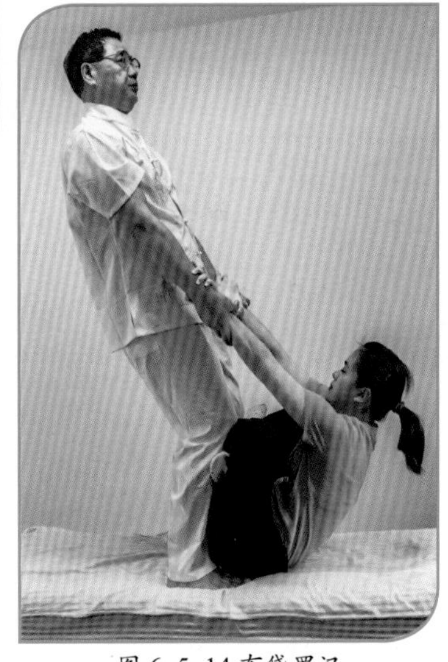

图 6-5-14 布袋罗汉

第七章

医武整脊治疗常见疾病

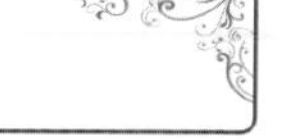

第一节 颈椎疾病

一、颈椎病

1. 整脊治疗

（1）主动式放松手法：临床用于整脊前放松脊柱肌肉、韧带，拉大椎间隙，筋骨放松后才可施法整脊。

左右摇摆端牵法——双龙抢珠（图 7–1–1 ～图 7–1–4）

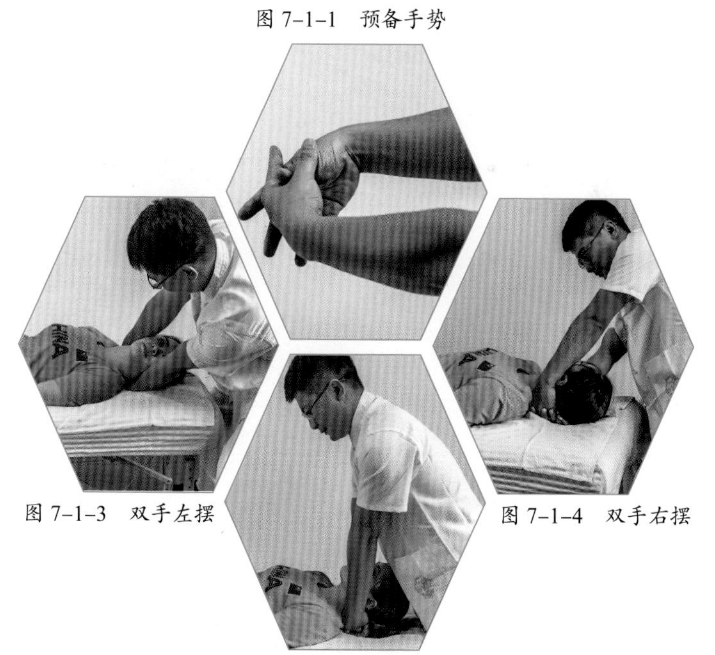

图 7–1–1 预备手势

图 7–1–3 双手左摆

图 7–1–4 双手右摆

图 7–1–2 双龙抢珠预备势

（2）颈椎上段（寰枕关节、寰枢关节及 C1 ～ C3）整脊手法：力擒蛟龙法（图 6–1–17，图 6–1–18）。

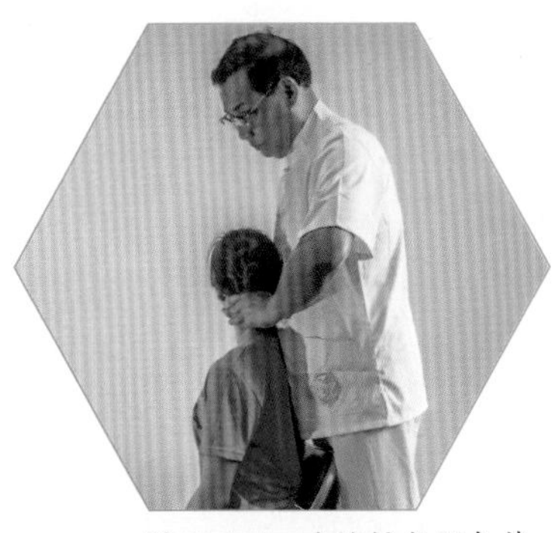

图 7–1–5　力擒蛟龙预备势

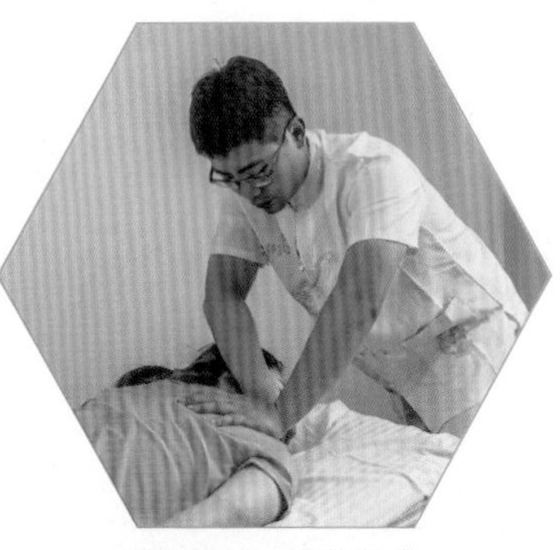

图 7–1–6　力擒蛟龙

（3）颈椎中下段（C4 ～ C7、T1）整脊手法：重心后蹬提拉法——双龙抱珠（后拔拉颈）（图 7–1–7 ～图 7–1–8）。

图 7–1–7　后拔拉颈（一）

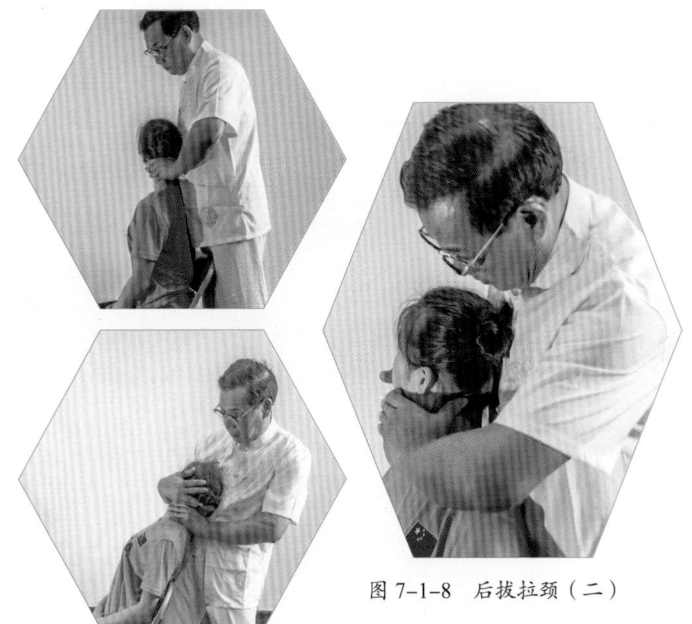

图 7–1–8　后拔拉颈（二）

图 7–1–9　后拔拉颈（三）

2. 注意事项

（1）确定痛点及反射部位。

（2）操作前查阅相关 X 线、CT、MRI 等检查报告，排除禁忌证。

（3）颈椎病并发颈椎骨质破坏性疾病（如结核、肿瘤等）、脊髓病变及呼吸严重不顺、血压偏高、心律不齐者，禁用整脊手法。

（4）颈椎间盘骨裂、严重骨质疏松者，慎用整脊手法。

二、颈肩综合征（肩周炎）

1. 整脊治疗

（1）双膝重压法——登天拜佛（图 7-1-10）。

（2）抱颈提肩斜扳法——凤翅摆头（图 7-1-11 ～图 7-1-13）。

（3）卧式牵拉法——布袋罗汉（图 7-1-14，图 7-1-15）。

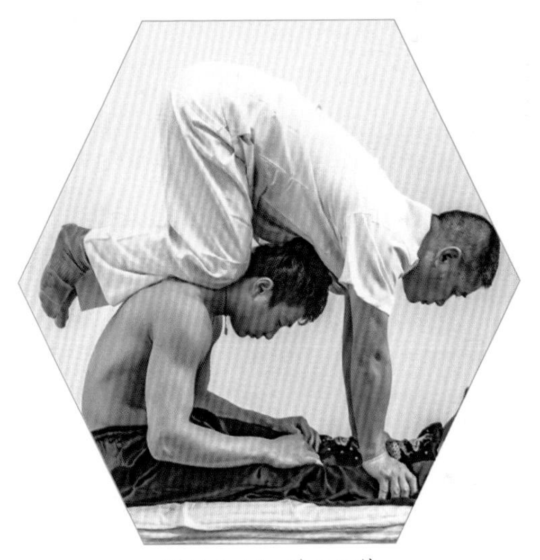

图 7-1-10　登天拜佛

图 7-1-11　凤翅摆头（一）

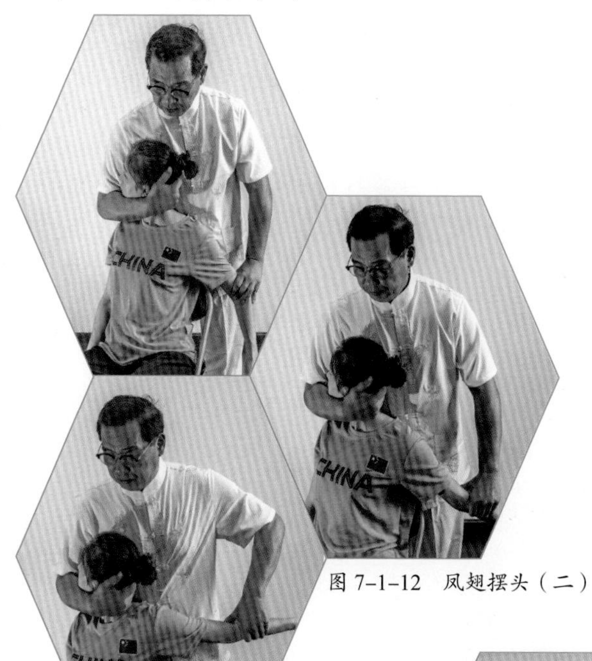

图 7-1-12　凤翅摆头（二）

图 7-1-13　凤翅摆头（三）

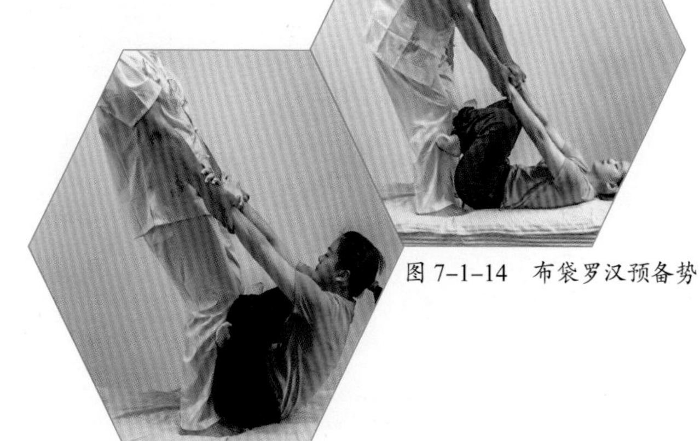

图 7-1-14　布袋罗汉预备势

图 7-1-15　布袋罗汉

2. 注意事项

（1）确定痛点及反射部位。

（2）操作前查阅相关 X 线、CT、MRI 等检查报告，排除禁忌证。

（3）严重骨质疏松、颈椎病并发颈椎骨质破坏性疾病（结核、肿瘤）、脊髓病变者，禁用整脊手法。

（4）颈椎变形、肩部粘连严重者，慎用整脊手法。

第二节　胸椎疾病

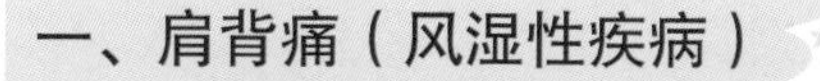

一、肩背痛（风湿性疾病）

1. 整脊治疗

（1）脚蹬顶压法——开弓射虎（图 7-2-1）。

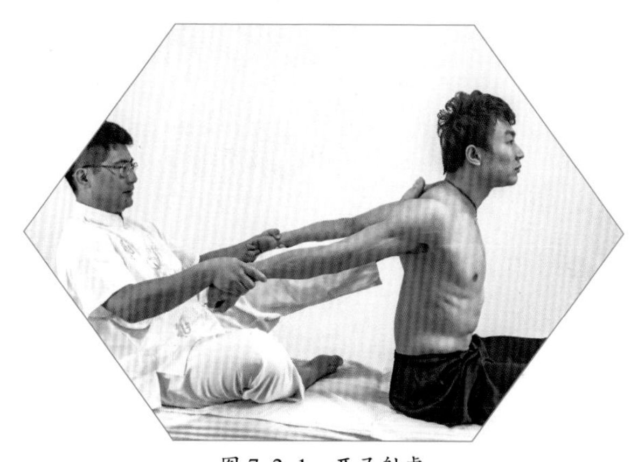

图 7-2-1　开弓射虎

（2）推臂压肩正脊法——犀牛转角（图 7–2–2，图 7–2–3）。

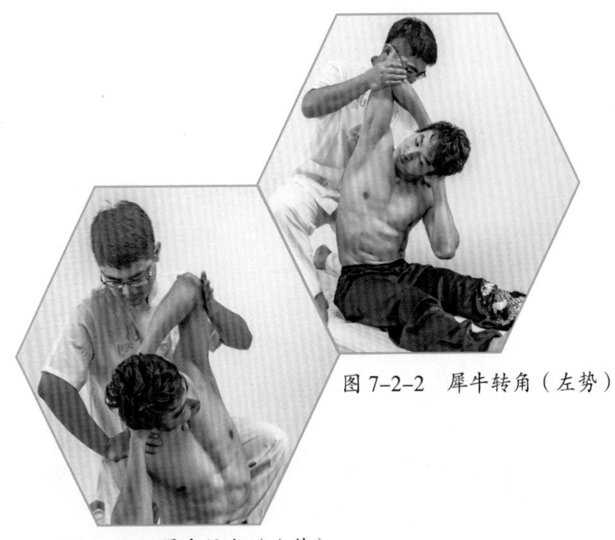

图 7–2–2 犀牛转角（左势）

图 7–2–3 犀牛转角（右势）

（3）膝顶手拉法——关公脱袖（图 7–2–4，图 7–2–5）。

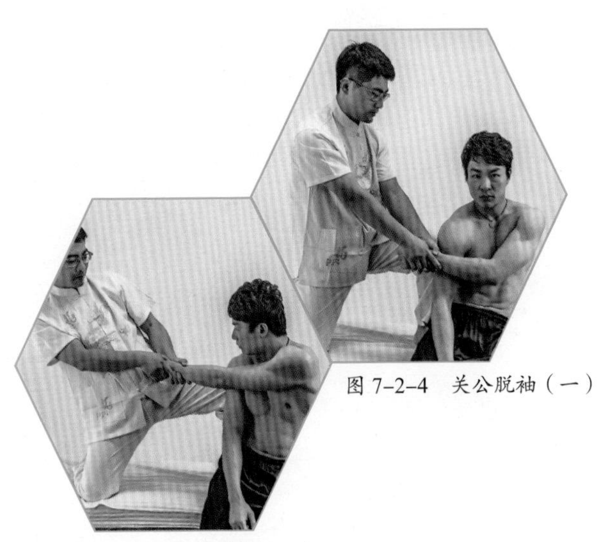

图 7–2–4 关公脱袖（一）

图 7–2–5 关公脱袖（二）

2. 注意事项

（1）确定痛点及反射部位。

（2）操作前查阅相关 X 线、CT、MRI 等检查报告，排除禁忌证。

（3）颈椎、胸椎骨质破坏性疾病（结核、肿瘤），脊髓病变，严重骨质疏松，胸椎骨折及骨裂者，禁用整脊手法。

（4）胸椎变形、肩部粘连严重者，慎用整脊手法。

二、胸椎后关节紊乱症（胸椎小关节错缝）

1. 整脊治疗

（1）抱肘顶胸法——怀中抱月（图 7-2-6，图 7-2-7）。

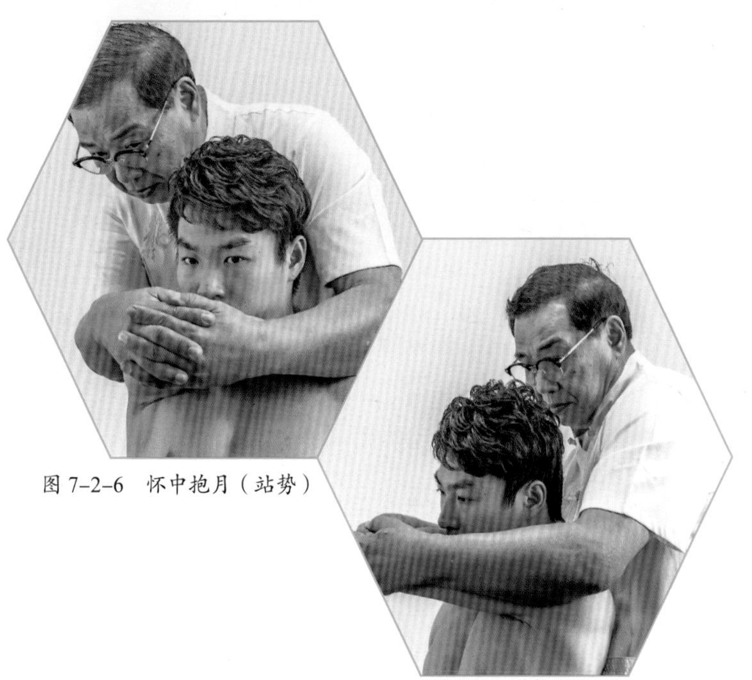

图 7-2-6　怀中抱月（站势）

图 7-2-7　怀中抱月（跪势）

（2）胸部膝顶法——双雕扳背（图 7-2-8）。

（3）扩胸牵拉法——倒拔杨柳（图 7-2-9，图 7-2-10）。

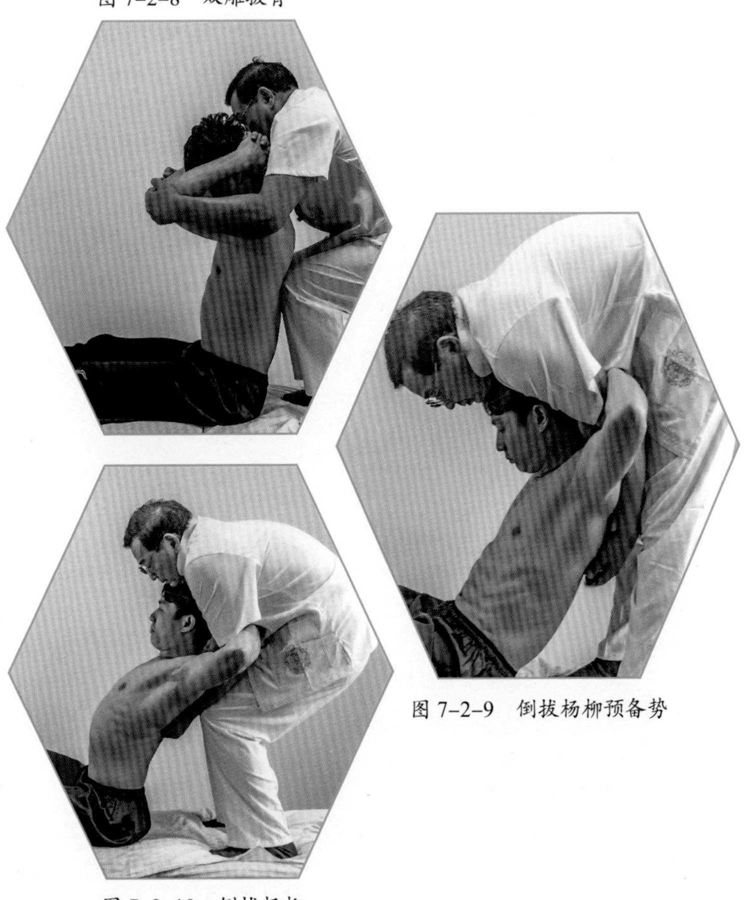

图 7-2-8 双雕扳背

图 7-2-9 倒拔杨柳预备势

图 7-2-10 倒拔杨柳

2. 注意事项

（1）确定痛点及反射部位。

（2）操作前查阅相关 X 线、CT、MRI 等检查报告，排除禁忌证。

（3）胸椎骨质破坏性疾病（结核、肿瘤）者，禁用整脊手法。

（4）肩部粘连严重者，慎用整脊手法。

三、脊柱侧弯

脊柱侧弯见图 7–2–11。

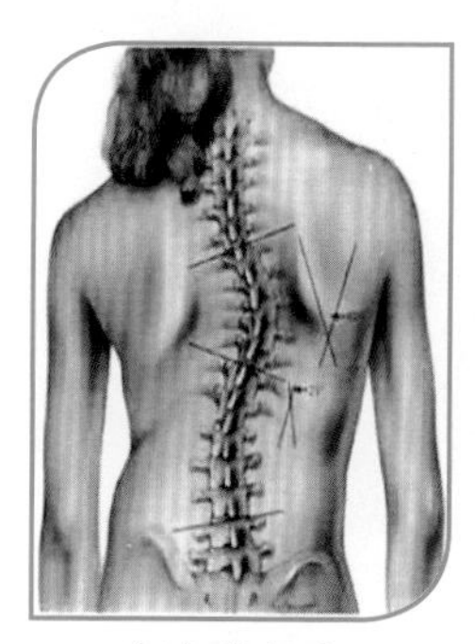

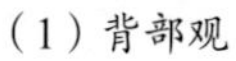

（1）背部观

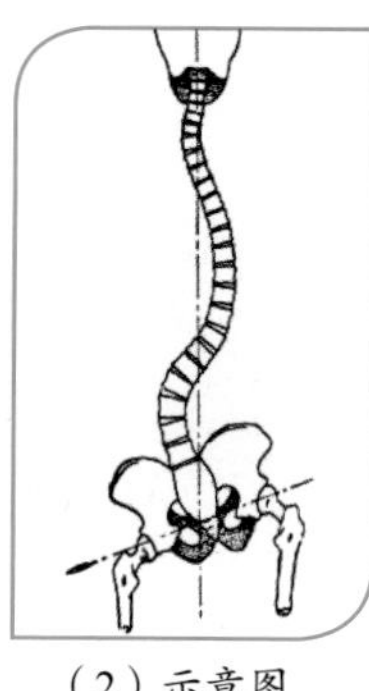

（2）示意图

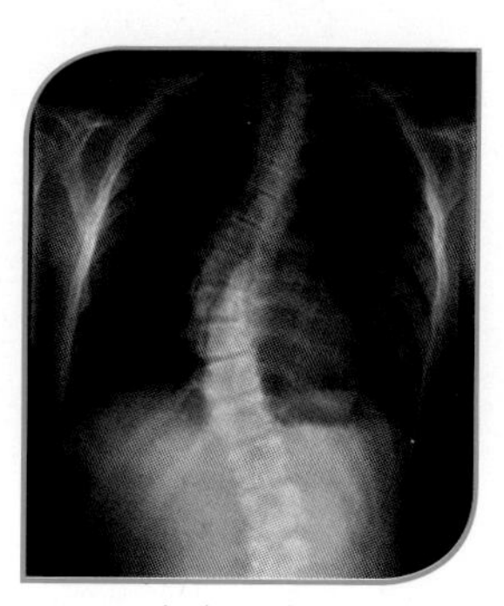

（3）X 线

图 7–2–11　脊柱侧弯

1. 整脊治疗

（1）跪脚双拳压脊按法——金蟾攀崖（图 7–2–12，图 7–2–13）。

（2）勾腿提肩挤压法——金蟾伏洞（图 7–2–14，图 7–2–15）。

（3）扩胸拉背膝顶法——双龙搅浪（图 7–2–16，图 7–2–17）。

（4）勾臂旋转斜扳法——乌龙缠柱（图 7–2–18，图 7–2–19）。

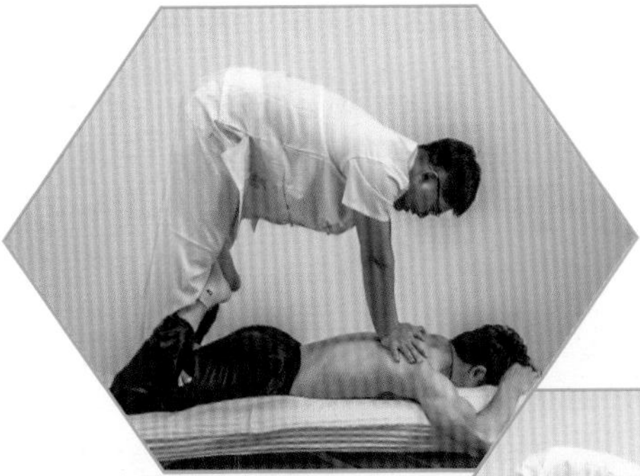

图 7-2-12　金蟾攀崖（一）

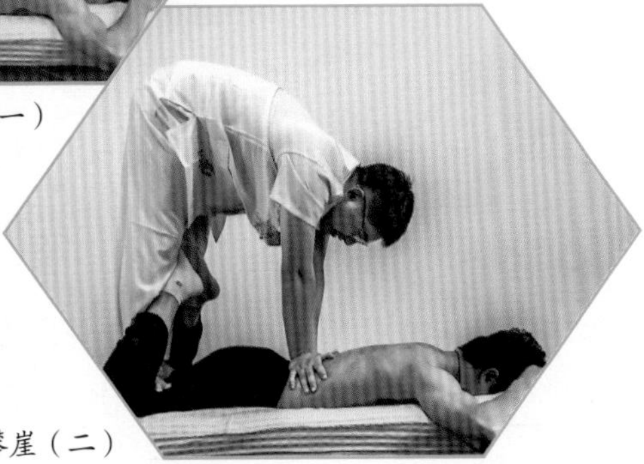

图 7-2-13　金蟾攀崖（二）

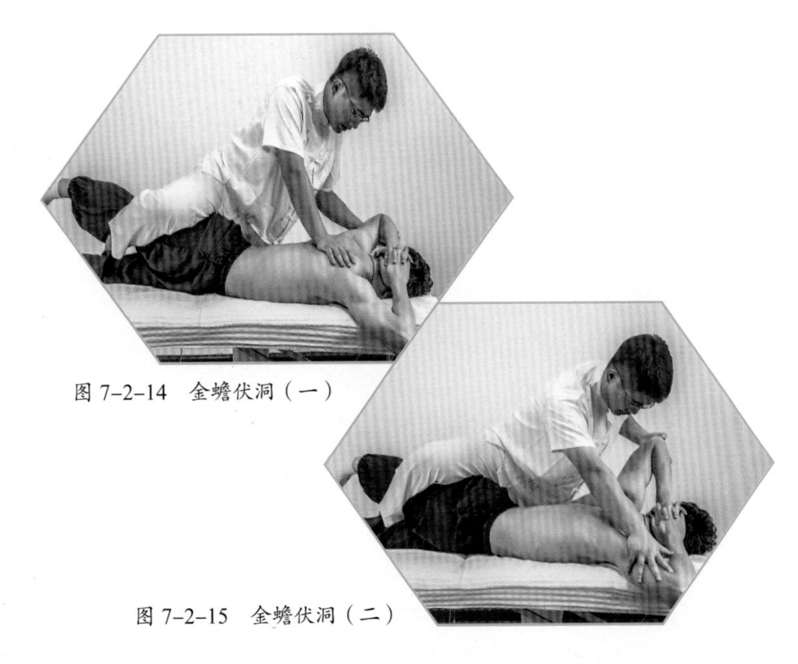

图 7-2-14　金蟾伏洞（一）

图 7-2-15　金蟾伏洞（二）

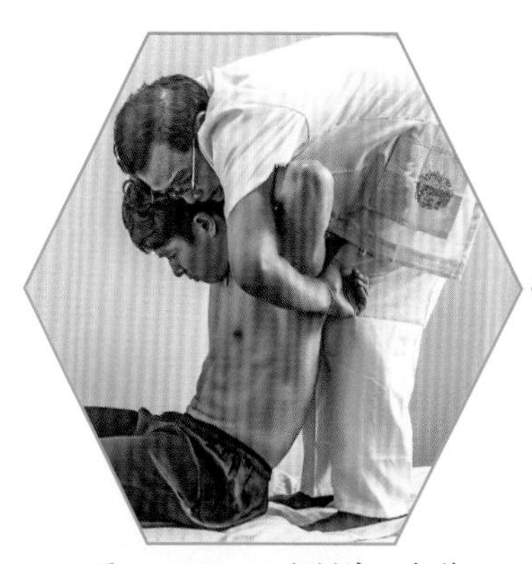

图 7-2-16　双龙搅浪预备势

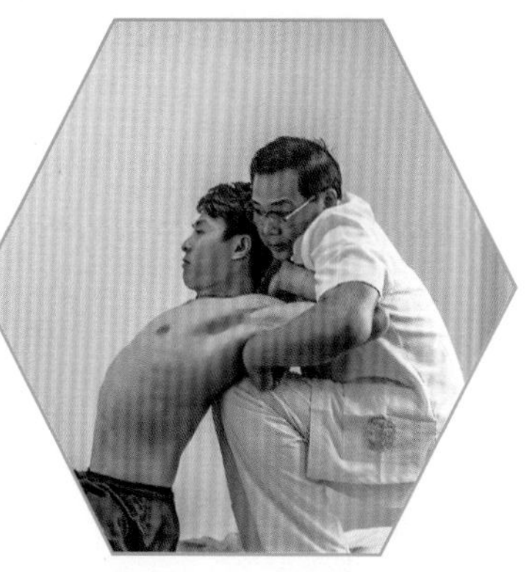

图 7-2-17　双龙搅浪

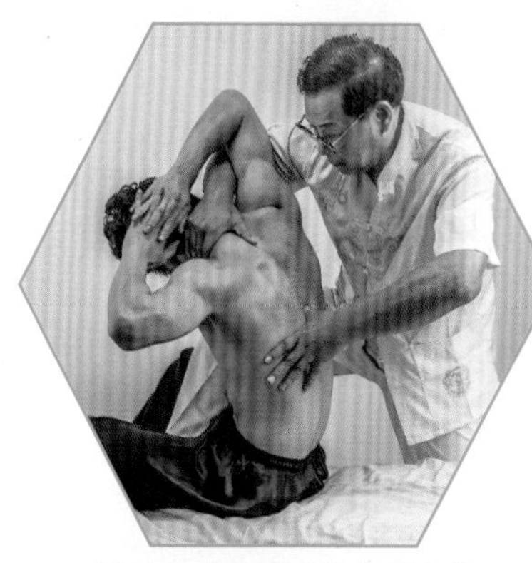

图 7-2-18　乌龙缠柱预备势

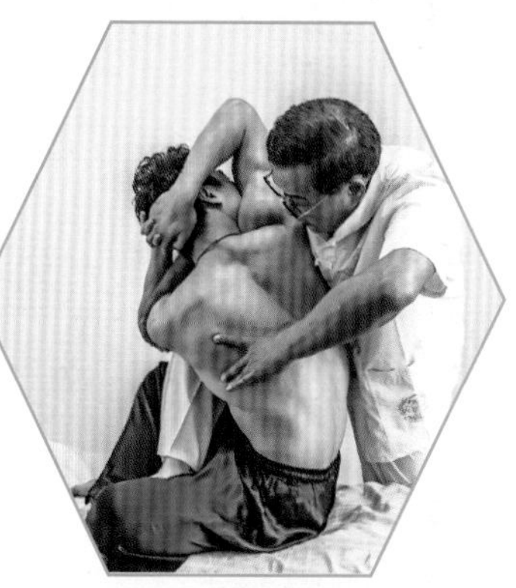

图 7-2-19　乌龙缠柱

2. 注意事项

（1）明确侧弯原因，以手法确定脊柱侧弯部位。

（2）操作前查阅相关 X 线、CT、MRI 等检查报告，排除禁忌证。

（3）椎体骨质破坏导致的脊柱侧弯及椎体骨质破坏性疾病（结核、肿瘤）、脊髓病变、严重骨质疏松者，禁用整脊手法。

（4）实施整脊手法前应充分放松脊柱两侧肌肉。

第三节　腰骶椎疾病

一、腰痛症

腰痛症包括急性腰扭伤、腰肌劳损、棘韧带损伤、腰骶肌筋膜炎、坐骨神经痛、腰旁隐窝综合征等。

1. 整脊治疗

（1）倒挂顶颈法——倒吊葫芦（图 7–3–1 ～图 7–3–3）。

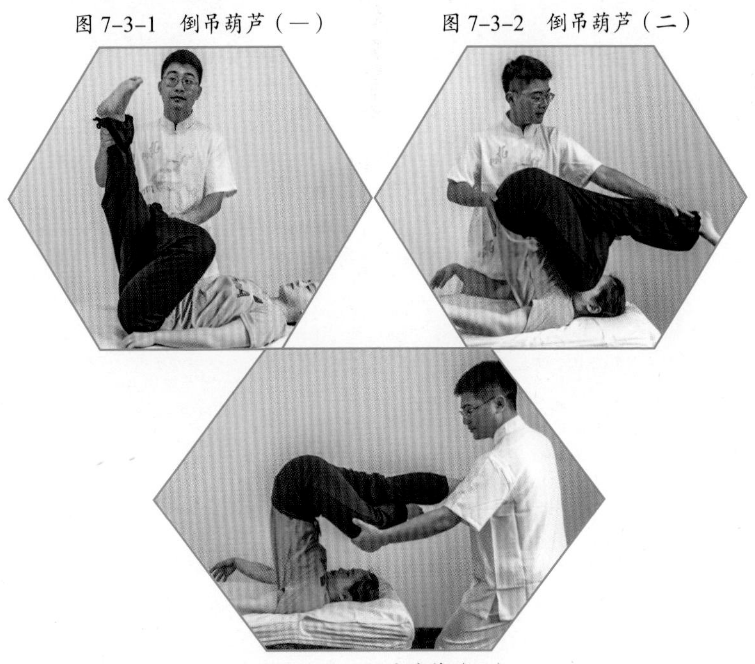

图 7–3–1　倒吊葫芦（一）

图 7–3–2　倒吊葫芦（二）

图 7–3–3　倒吊葫芦（三）

（2）后腰拉伸法——驾鹿过海（图 7–3–4 ～图 7–3–6）。

（3）顶膝正腰法—— 蛟龙顶尾（图图 7–3–7，图 7–3–8）。

（4）手脚并用踩压法——霸王试弓（图 7–3–9，图 7–3–10）。

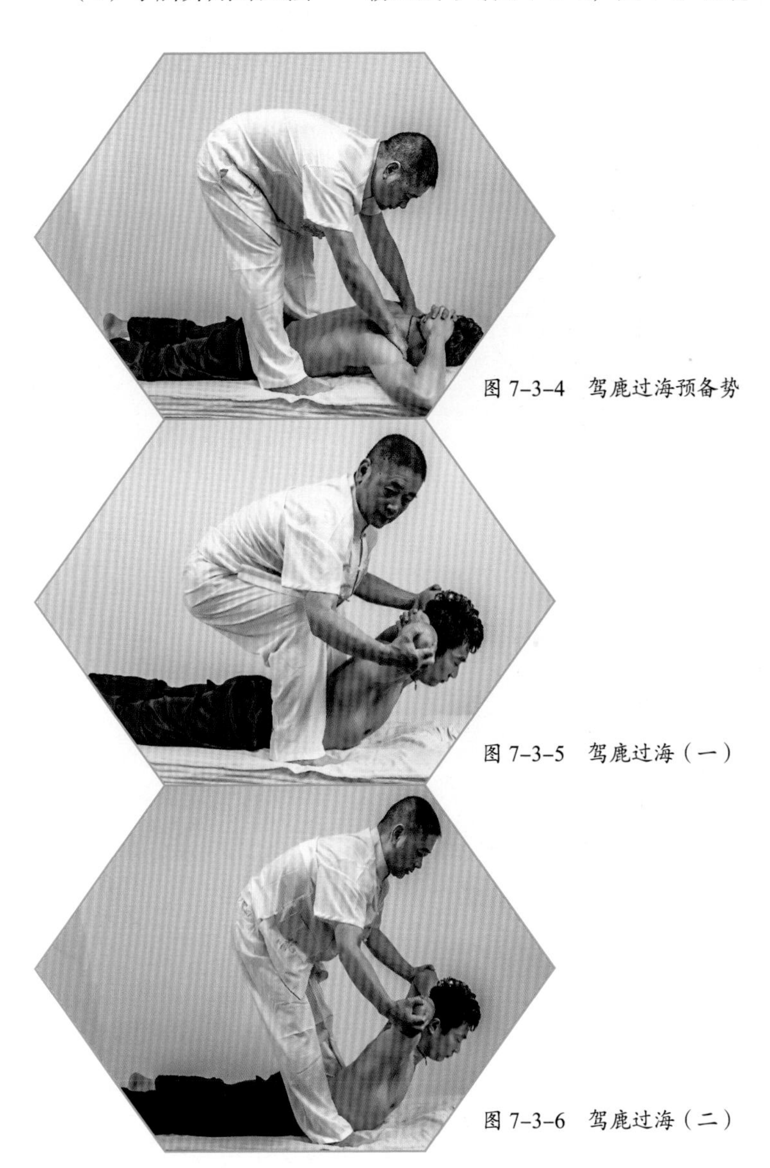

图 7–3–4　驾鹿过海预备势

图 7–3–5　驾鹿过海（一）

图 7–3–6　驾鹿过海（二）

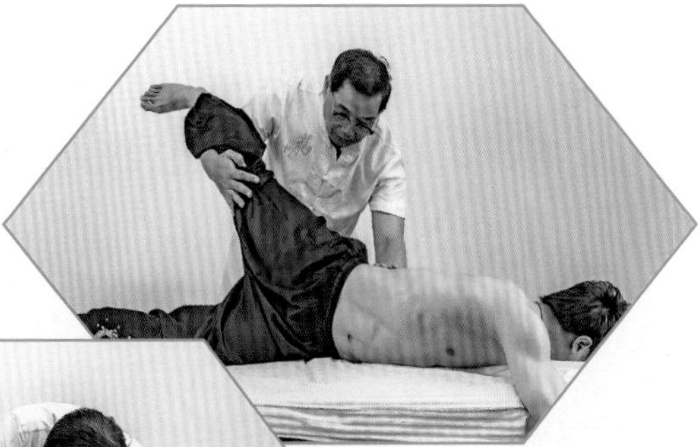

图 7-3-7　蛟龙顶尾（一）

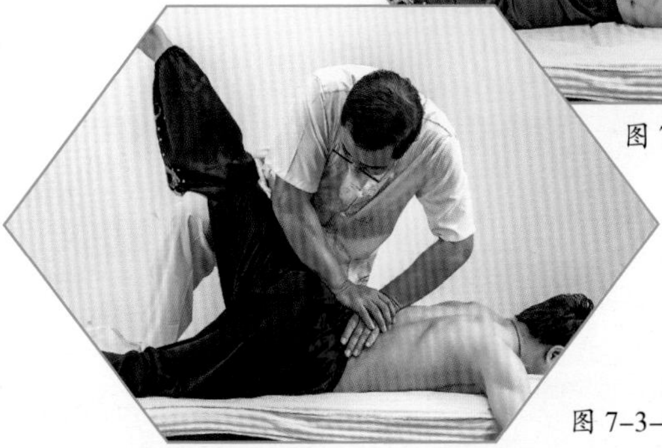

图 7-3-8　蛟龙顶尾（二）

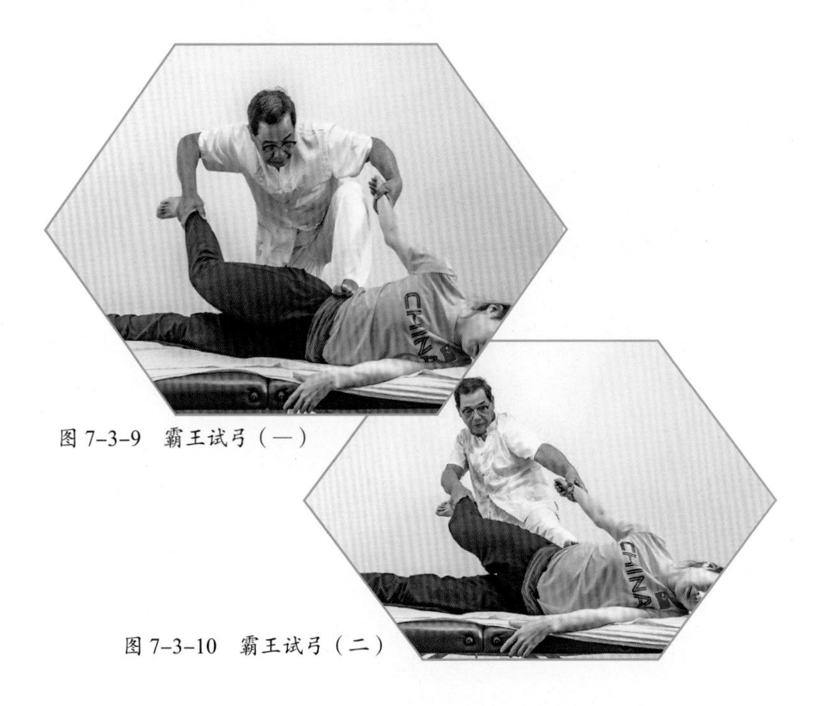

图 7-3-9　霸王试弓（一）

图 7-3-10　霸王试弓（二）

2. 注意事项

（1）确定痛点及反射部位。

（2）操作前查阅相关 X 线、CT、MRI 等检查报告，排除禁忌证。

（3）椎体骨质破坏性疾病（结核、肿瘤）、脊髓病变者，禁用整脊手法。

（4）严重骨质疏松、腰椎间盘脱出、腰椎椎体骨折者，慎用整脊手法。

二、腰椎间盘突出症与滑脱症（腰腿痛）

1. 整脊治疗

（1）踢腰正脊法——倒踢金钟（图 7-3-11，图 7-3-12）。

（2）倒挂牵引旋转法——吊挂皇牌（图 7-3-13 ～图 7-3-16）。

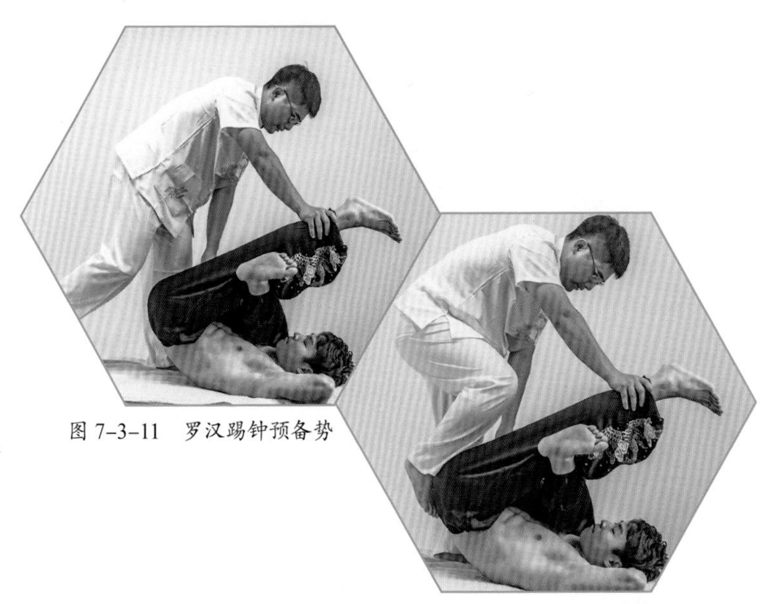

图 7-3-11　罗汉踢钟预备势

图 7-3-12　罗汉踢钟

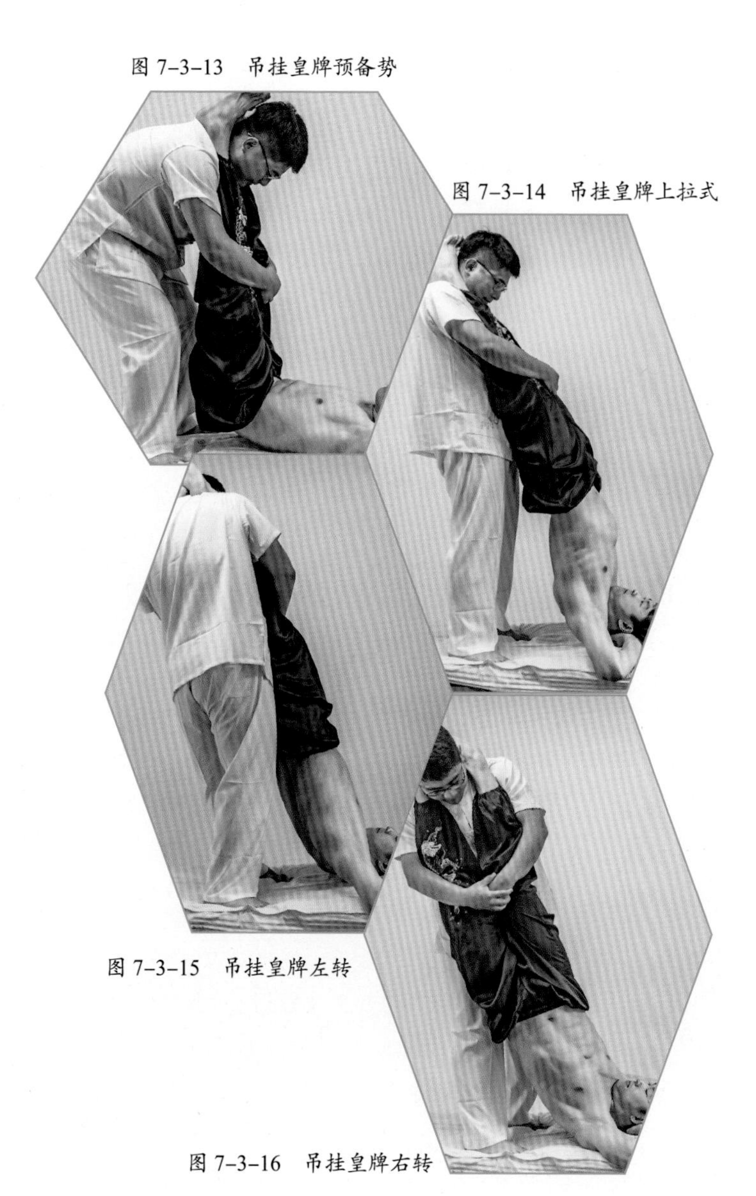

图 7-3-13 吊挂皇牌预备势

图 7-3-14 吊挂皇牌上拉式

图 7-3-15 吊挂皇牌左转

图 7-3-16 吊挂皇牌右转

（3）顶膝正腰法——蛟龙顶尾（图 7-3-17，图 7-3-18）。

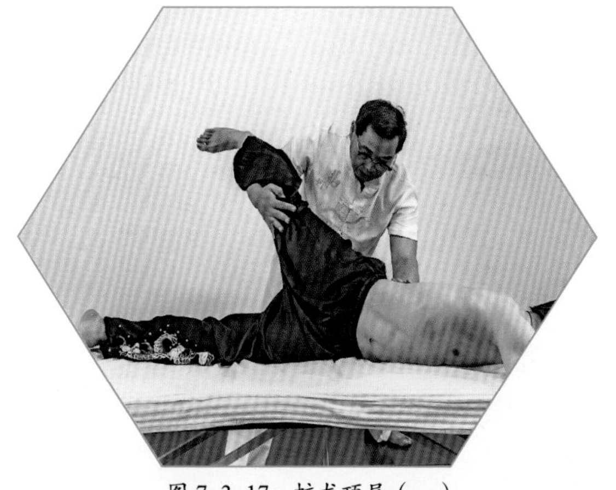

图 7-3-17　蛟龙顶尾（一）

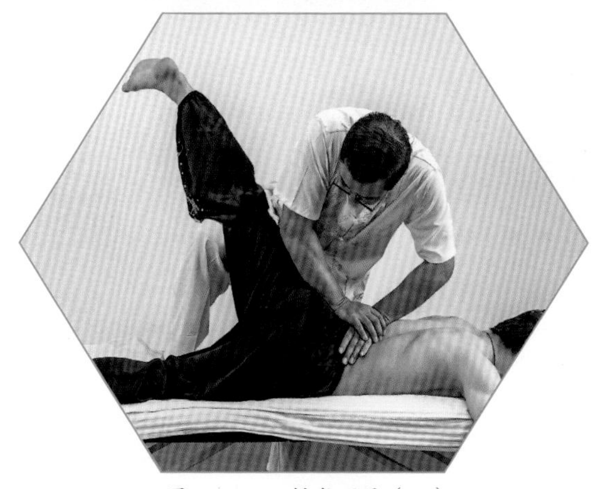

图 7-3-18　蛟龙顶尾（二）

2. 注意事项

（1）确定痛点及反射部位。

（2）操作前查阅相关 X 线、CT、MRI 等检查报告，排除禁忌证。

（3）椎体骨质破坏性疾病（结核、肿瘤）、脊髓病变者，禁用整脊手法。

（4）严重骨质疏松、腰椎椎体骨折者，慎用整脊手法。

（5）腰椎滑脱者必须精准定位，明确滑脱方向。

三、腰椎管狭窄症（双腿麻痛症）

1. 整脊治疗

（1）坐脊拉伸法——霸王抱鼎（图 7–3–19，图 7–3–20）。

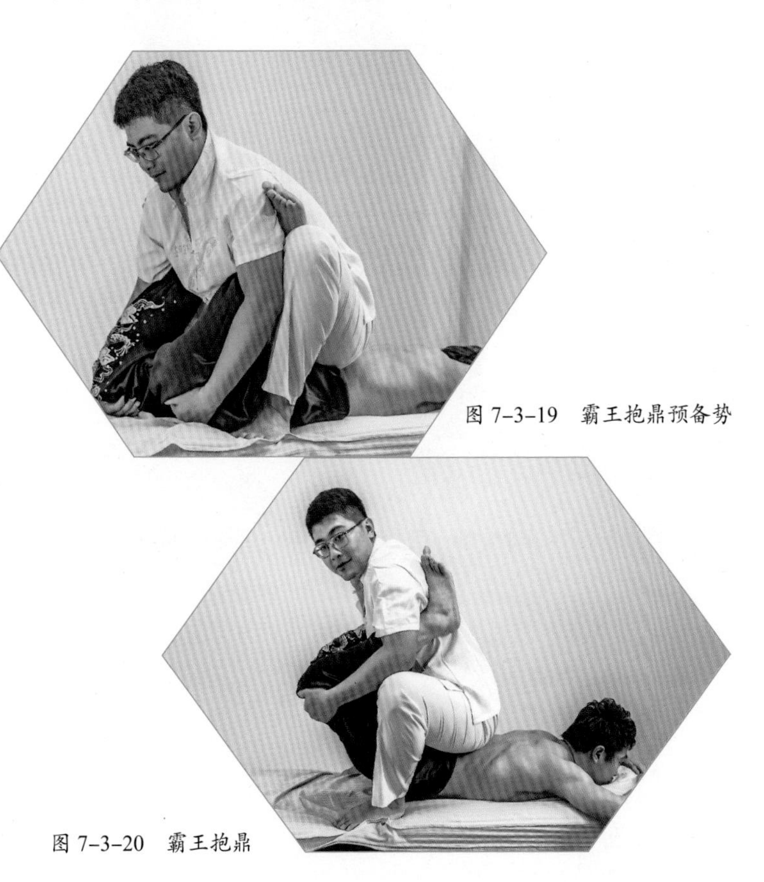

图 7–3–19　霸王抱鼎预备势

图 7–3–20　霸王抱鼎

（2）压膝摇摆松髋法——颠箩筛谷（图7-3-21，图7-3-22）。

（3）倒式压膝松髋法——跨牛耕地（图7-3-23，图7-3-24）。

（4）拉脚后伸法——倒骑野驴（图7-3-25～图7-3-27）。

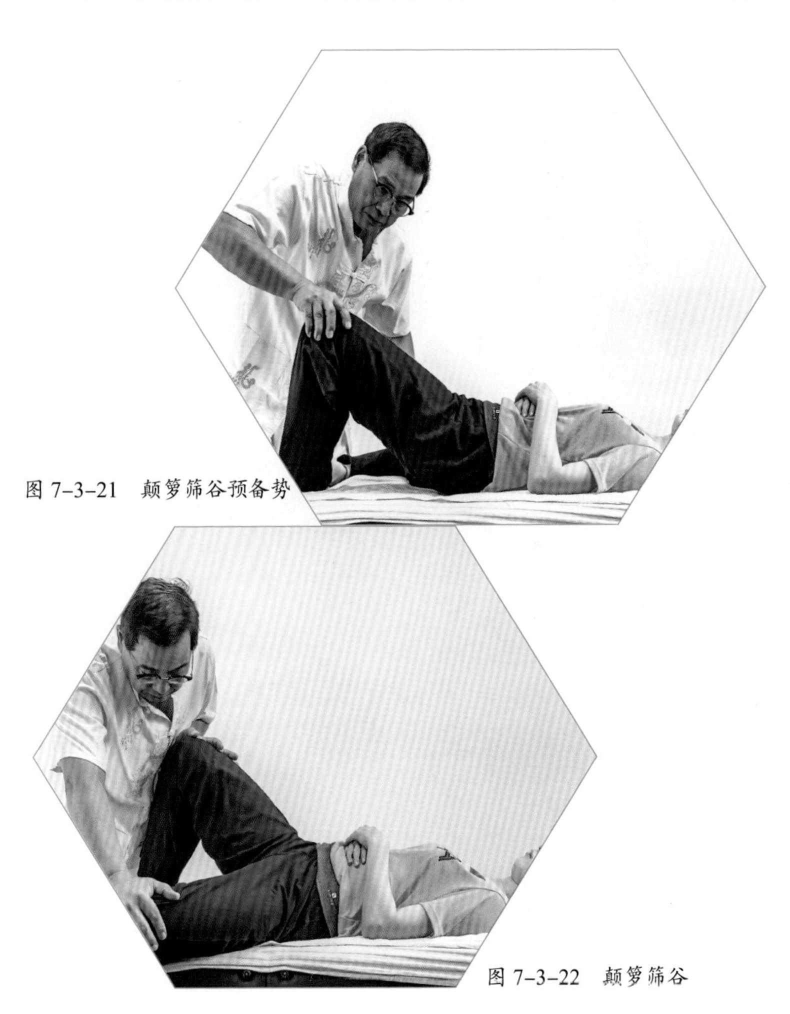

图7-3-21　颠箩筛谷预备势

图7-3-22　颠箩筛谷

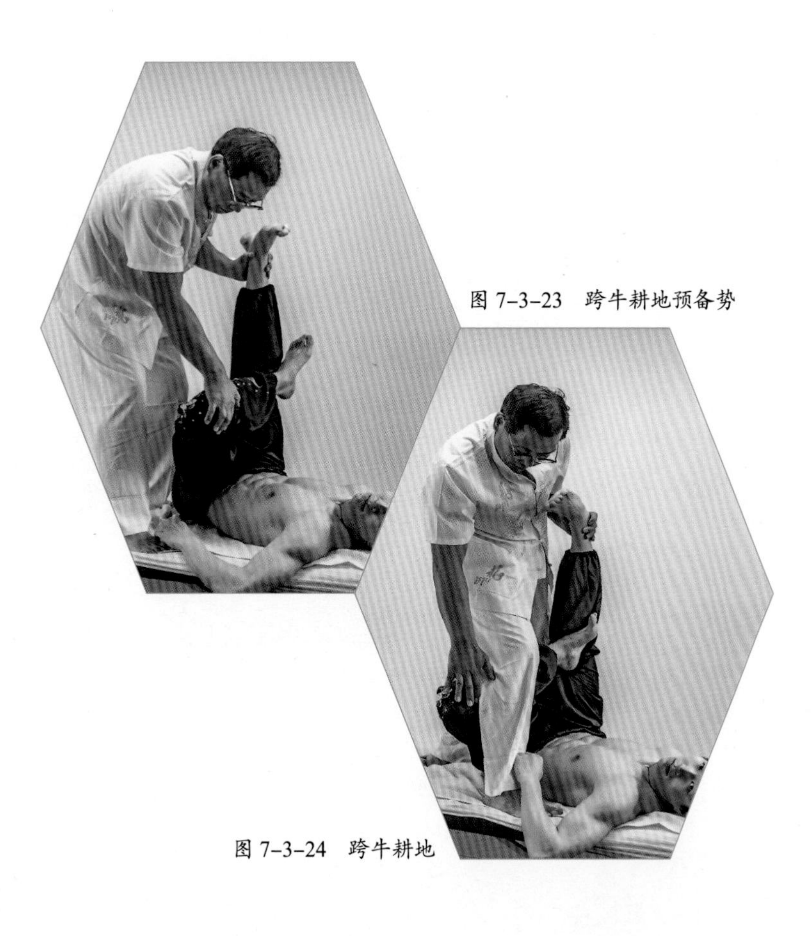

图 7-3-23　跨牛耕地预备势

图 7-3-24　跨牛耕地

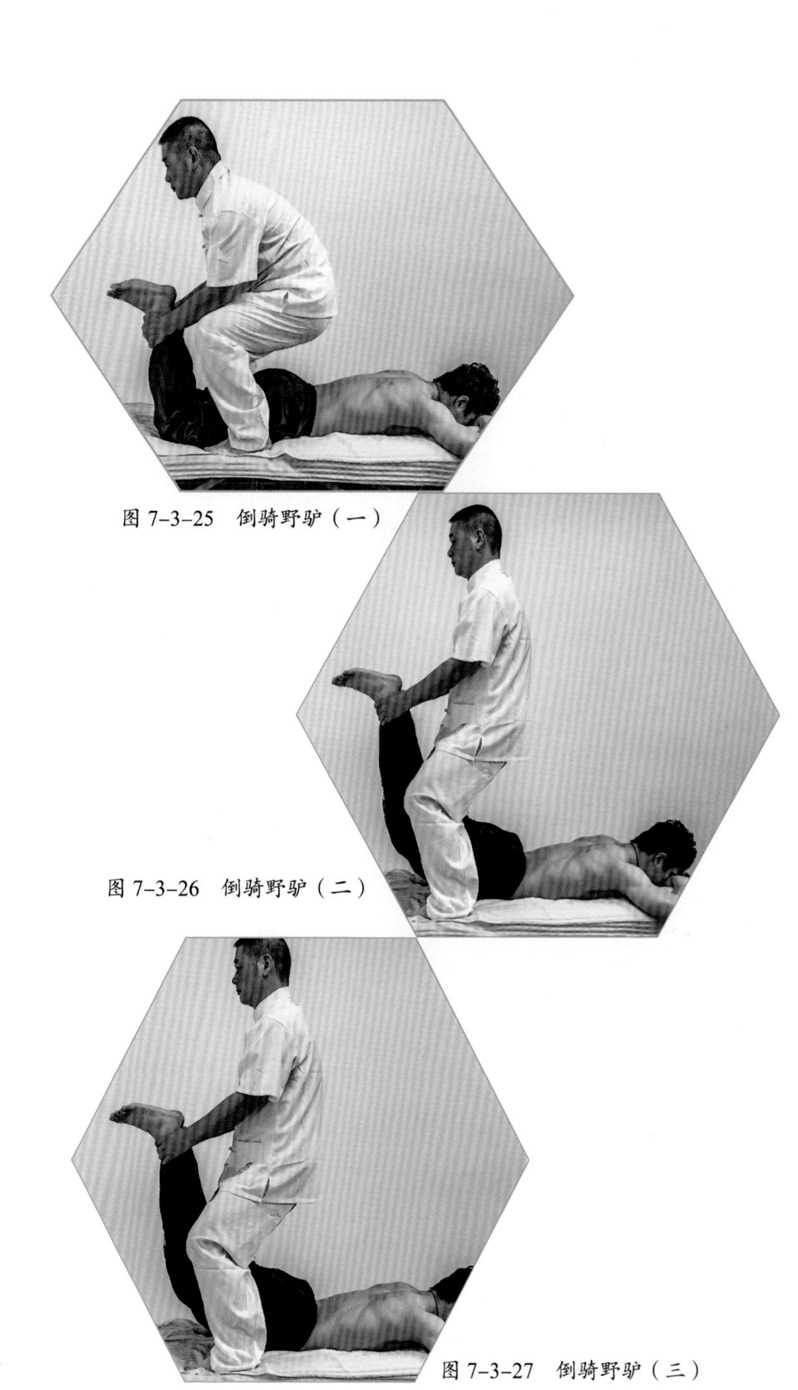

图 7-3-25　倒骑野驴（一）

图 7-3-26　倒骑野驴（二）

图 7-3-27　倒骑野驴（三）

2. 注意事项

（1）确定痛点及反射部位。

（2）操作前查阅相关 X 线、CT、MRI 等检查报告，排除禁忌证。

（3）椎体骨质破坏性疾病（结核、肿瘤）、脊髓病变者，禁用整脊手法。

（4）严重骨质疏松、腰椎椎体骨折、腰椎间盘脱出者，慎用整脊手法。

四、髋关节脱位及手术后遗症

1. 整脊治疗

（1）压膝顶腰法——托腰架桥（图 7-3-28，图 7-3-29）。

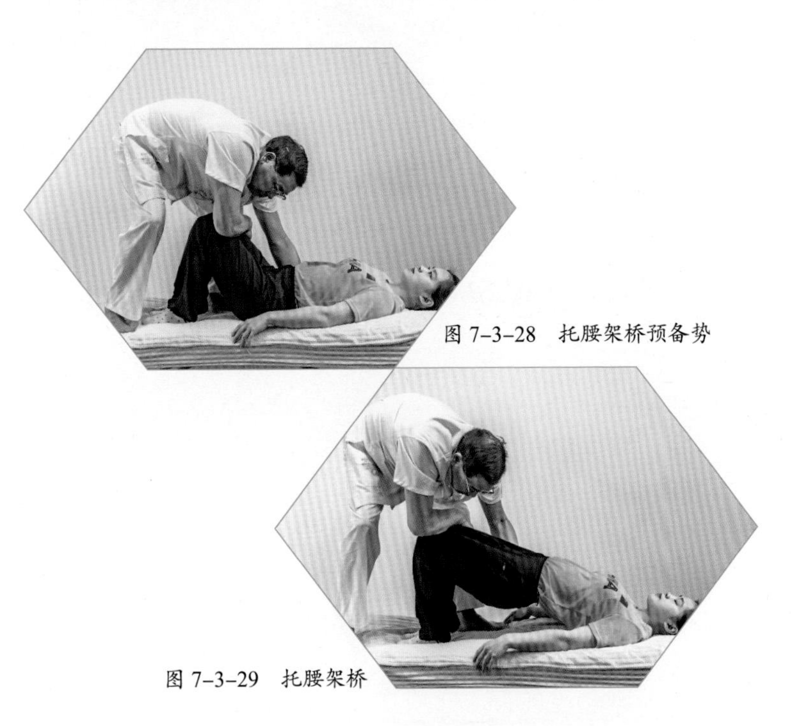

图 7-3-28　托腰架桥预备势

图 7-3-29　托腰架桥

（2）抱腰顶腹法——飞虹横江（图7–3–30，图7–3–31）。

（3）倒式摇摆松髋法——倒拉风舟（图7–3–32，图7–3–33）。

（4）压膝摇摆松髋法——颠箩筛谷（图7–3–34，图7–3–35）。

（5）倒式压膝松髋法——跨牛耕地（图7–3–36，图7–3–37）。

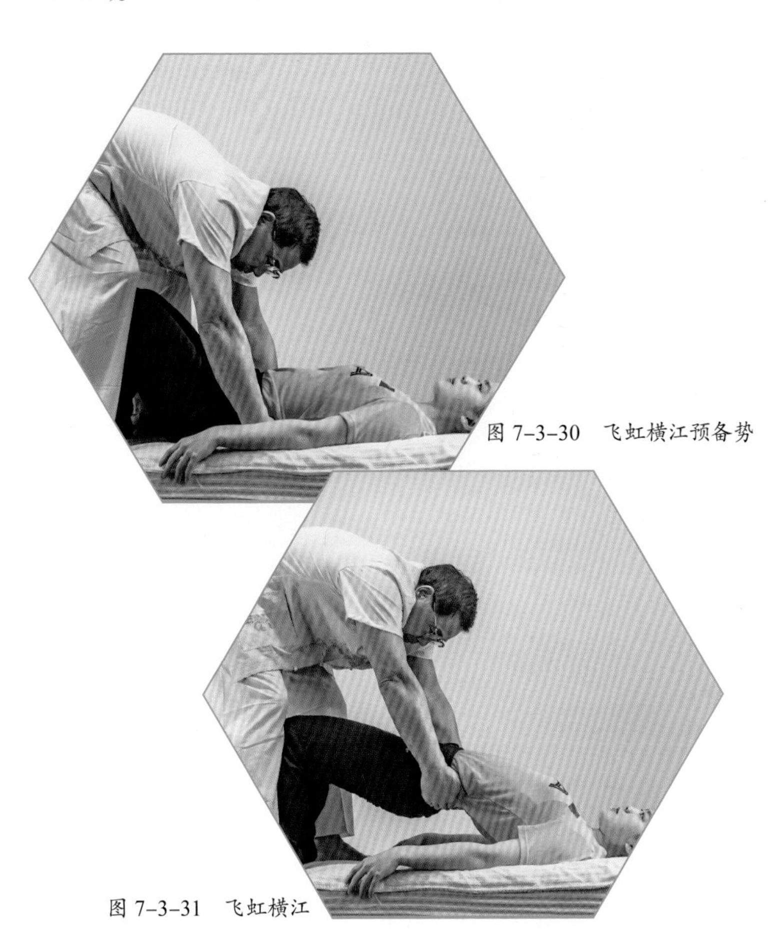

图7–3–30　飞虹横江预备势

图7–3–31　飞虹横江

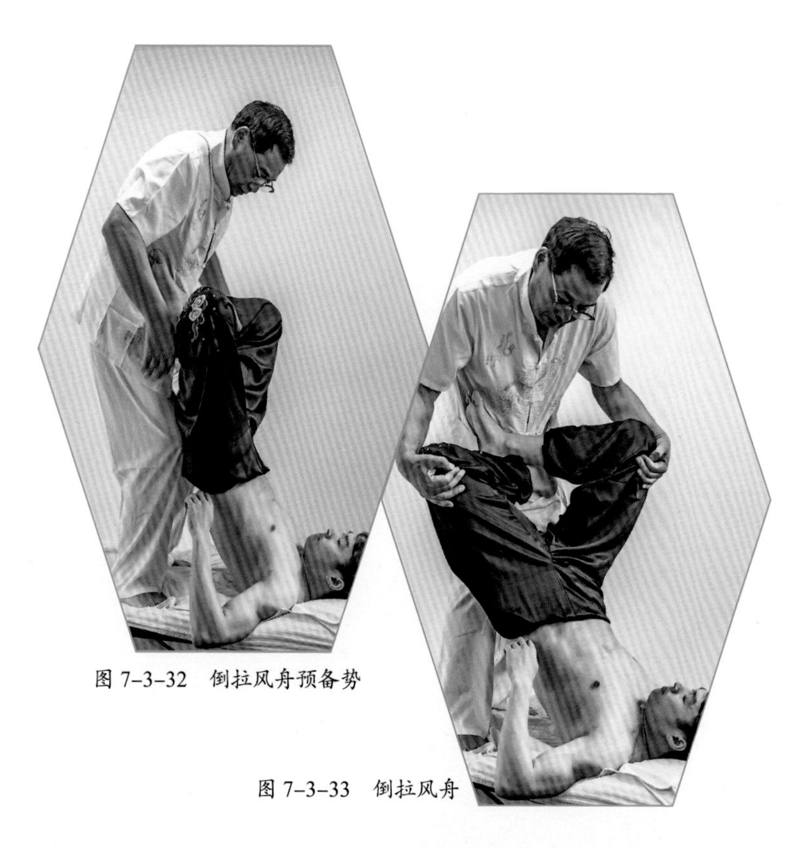
图 7-3-32　倒拉风舟预备势

图 7-3-33　倒拉风舟

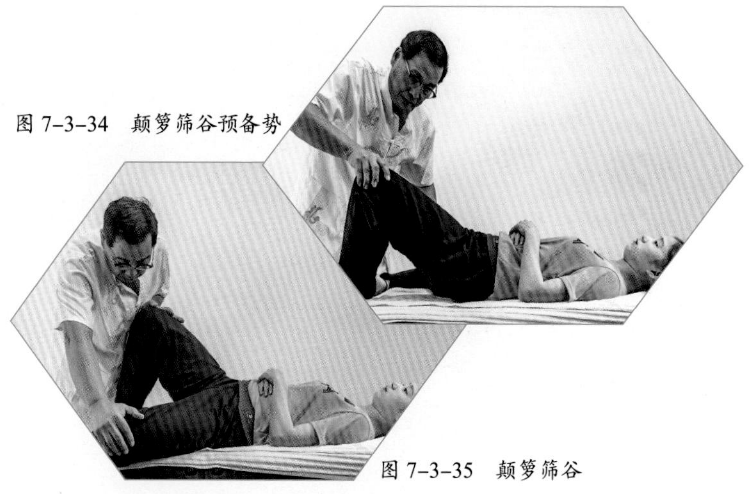
图 7-3-34　颠箩筛谷预备势

图 7-3-35　颠箩筛谷

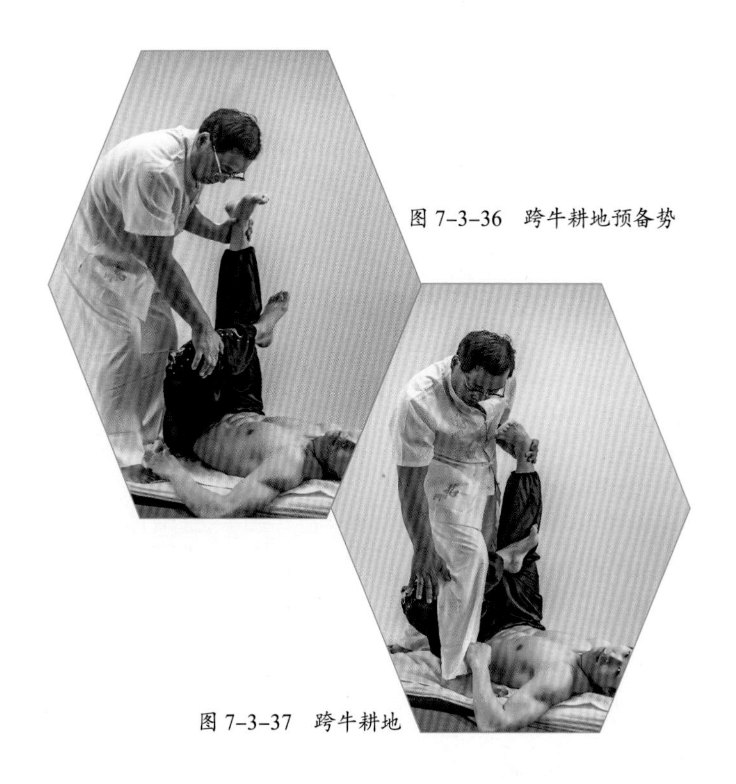
图 7-3-36　跨牛耕地预备势

图 7-3-37　跨牛耕地

2. 注意事项

（1）确定痛点及脱位部位。

（2）操作前查阅相关 X 线等检查报告，排除禁忌证。

（3）严重骨质疏松、骶髂关节病变者，慎用整脊手法。

附：冠军运动员简介

1. 吴倩彬（附图 1）：世界青少年武术锦标赛女子南拳冠军，全国武术冠军赛（传统项目）女子象形拳冠军。

2. 刘芳芳（附图 2）：亚洲武术套路锦标赛双人太极拳冠军。

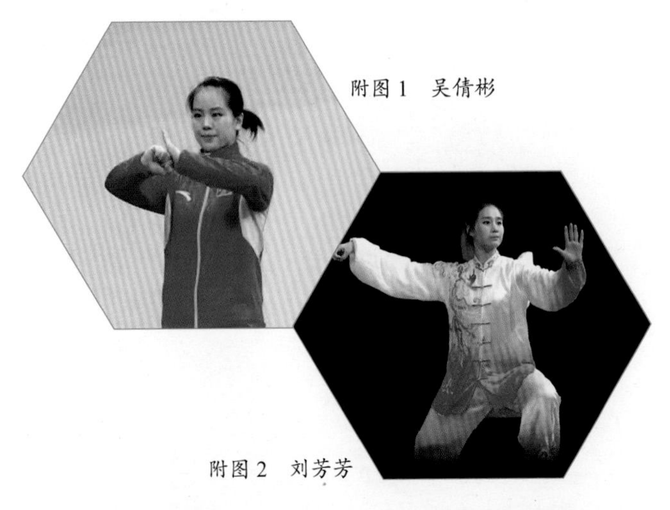

附图 1　吴倩彬

附图 2　刘芳芳

3. 梁永达（附图 3）：获“中华人民共和国体育荣誉奖章”“武术套路国际级健将”称号（国家体育总局授予）；东亚运动会南拳南棍全能冠军，亚洲锦标赛南拳冠军，世界武术套路比赛男刀冠军。

4. 李敬德（附图 4）：全国武术比赛南拳冠军。

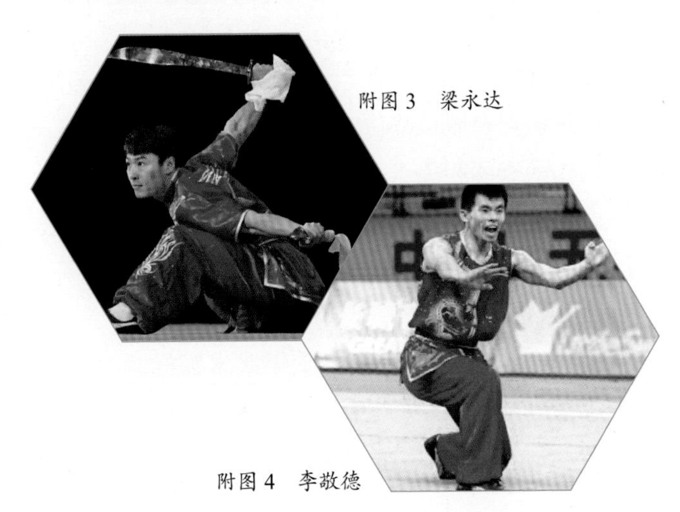

附图 3　梁永达

附图 4　李敬德

主要参考文献

[1] 张大勇，王培焜．福建地术拳．福州：福建人民出版社，1983

[2] 黄之光．黄廷翼浅针术．福州：福建科学技术出版社，1991

[3] 释永信．少林武功医宗秘笈（真本十册）．北京：中华书局，1999

[4] 张大勇，张凌岚．医武功夫系列·功夫整脊．福州：福建科学技术出版社，2004

[5] 张大勇，张凌岚．医武功夫系列·功夫足按．福州：福建科学技术出版社，2004

[6] 张大勇，张凌岚．医武功夫系列·功夫推拿．福州：福建科学技术出版社，2004

[7] 张大勇，张凌岚．医武功夫系列·功夫指诊．福州：福建科学技术出版社，2004

[8] 陈耀中，陈英晖，张凌岚．浅针术：福建特色针法．香港：鹭达文化出版公司，2004

[9] 陈耀南，陈耀中，谢立新．陈应龙针灸医案医话．香港：鹭达文化出版公司，2004

[10] 陈耀中，陈英晖，张凌岚．针灸门径．香港：鹭达文化出版公司，2006

[11] 陈耀中，陈英晖，张凌岚．针灸讲义．香港：鹭达文化出版公司，2006

[12] 林子顺，王和鸣．南少林骨伤奇人林如高．北京：人民卫生出版社，2008

[13] 张大勇，陈英晖，张凌岚．图解医武功夫整脊手法．北京：人民卫生出版社出版，2011